Margit Müller-Frahling

Mit Freude leben

Schüßler-Salze
für Körper, Geist und Seele

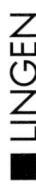 LINGEN

Inhalt

Wichtiger Hinweis: Störungen, die plötzliche und heftige Beschwerden verursachen oder länger anhalten, ebenso psychische Erkrankungen, müssen medizinisch abgeklärt und fachkundig begleitet werden! Suchen Sie auf jeden Fall im Zweifel Ihren Arzt oder Heilpraktiker auf.

Geleitwort

„Immer mit der Ruhe", ist ein Leitsatz, der in der heutigen Zeit, die durch zunehmendem Stress geprägt ist, wieder mehr an Bedeutung gewinnt. Jeder Einzelne von uns benötigt mehr denn je Auszeiten zur Erholung und Regeneration. Doch immer mehr Menschen gönnen sich diese Zeiten der Besinnung im alltäglichen Leben nicht. Meistens wird die Erholung aufgespart für das Wochenende oder den Urlaub. Doch gerade der Umgang mit dem Stress im Alltag erfordert eine veränderte Denk- und Handlungsweise.

Das beginnt schon beim Essen. Gesundes Essen setzt eine gesunde Lebenshaltung voraus. Es geht darum, sich die Zeit zu nehmen, das Essen mit allen Sinnen zu genießen. Es setzt aber auch eine gesunde Ernährung voraus, damit unser Körper optimal versorgt ist. Gerade das Gehirn als ein hochspezialisiertes Organ, bedarf der nachhaltigen Versorgung. Es ist abhängig davon, was wir ihm an Nährstoffen zur Verfügung stellen.

Doch nicht nur der Körper will versorgt sein, sondern auch der Geist und die Seele. Der Mensch ist ein beseelter Leib, eine „Seele zum Anfassen". Lebt er im Gleichgewicht von Körper, Geist und Seele, ist er gesund. Gerät die kleinste lebendige Einheit unseres Körpers, die Zelle, aus dem Gleichgewicht, werden sofort Substanzen aktiviert, um das Gleichgewicht wieder herzustellen. Doch jede Disbalance bedeutet unendliche Mühe und Kraft für den Körper. So verliert der Mensch immer mehr an Kraft und Ausgeglichenheit.

Die Biochemie nach Dr. Schüßler bietet hier eine ganzheitliche Möglichkeit, die nicht nur auf der körperlichen Ebene ansetzt, sondern auch auf der seelisch-geistigen. Die Heilkunde nach Dr. Schüßler wirkt auf die Menschen wie eine frische Brise, die alten Ballast davonträgt und dem Körper wieder neue Kraft zuführt. Die Mineralstoffe versprechen eine langfristige Stabilisierung auf sanfte und harmonische Weise.

Die beiden Autorinnen Margit Müller-Frahling und Beatrix Schulte haben mit ihrem Buch „Mit Freude leben. Schüßler-Salze für Körper, Geist und Seele" ein ganzheitliches Konzept entwickelt, das überzeugt. Es nimmt den Leser mit fachkundigem Wissen und viel Einfühlungsvermögen an die Hand und führt ihn durch die Stressfällen des alltäglichen Lebens. So kann der Weg zurück in ein Leben mit mehr Lebensfreude und Gelassenheit gelingen.

Ich möchte hiermit den Leser dazu ermuntern, die Schüßler-Salze selbst auszuprobieren und wünsche den Autorinnen viel Erfolg mit diesem überzeugenden Buch,

Ihre Beatriz Echauri Diez

Einleitung

Der Erhalt seelischer Gesundheit und geistiger Leistungsfähigkeit wird zur Schlüsselfrage der gesellschaftlichen Entwicklung und individuellen Gesundheit. Eine große deutsche Krankenkasse zeigte in ihrem Gesundheitsreport 2012 die Zunahme psychischer Erkrankungen auf und legte dar, dass Prävention und Gesundheitsförderung dringend erforderlich sind, um weitere negative Entwicklungen zu verhindern.

Gesellschaftliche Umbrüche, Leistungsdruck, Medieneinflüsse, Erziehungsprobleme und individuelle Konstellationen tragen zur Zunahme psychischer Störungen bei. Die Anforderungen an die psychische Belastbarkeit sind enorm angestiegen. Ungesicherte Beschäftigungsverhältnisse erhöhen den Druck und Stress vieler Erwerbstätiger. Gleichzeitig hat der gesellschaftliche Wandel zur Veränderung von Strukturen geführt, die in vorherigen Generationen Sicherheit gaben. Hierzu gehörten beispielsweise familiäre Strukturen, Vereine oder auch konfessionelle Eingebundenheit. Heutzutage nehmen z. B. Scheidungen jährlich zu und gleichzeitig die Zahl der Menschen, die sich an kirchlichen Strukturen orientieren, ab. Das führt zu Veränderungen, die mit erhöhten Anforderungen an die Lebens- und Gestaltungsfähigkeit jedes Einzelnen einhergehen. Es muss mehr individuell entschieden und verantwortet werden. Das überfordert viele Menschen.

Anstatt in Vereinslokalen treffen sich viele Menschen nur noch virtuell in Internetforen, fühlen sich einsam trotz unzähliger Kontakte.

Das Bundesministerium für Bildung und Forschung gab eine Studie heraus mit dem Titel „Es ist, als ob die Seele unwohl wäre ... ". Anlass war der nahezu epidemiologische Zuwachs an Depressionen in den letzten Jahren. In Deutschland und auch anderen vergleichbaren Ländern ist eine enorme Zunahme psychischer Erkrankungen festzustellen:

- Rund 25 Prozent aller Europäer haben mindestens einmal in ihrem Leben ein ernsthaftes psychisches Problem.

- Vier Millionen Menschen in Deutschland leiden an einer Depression. Unter Einbeziehung von leichteren Krankheitsverläufen gehen Experten sogar von insgesamt etwa acht Millionen Betroffenen allein in Deutschland aus.

- Obwohl der Krankenstand kontinuierlich sinkt, steigen die Fälle von gemeldeter Arbeitsunfähigkeit wegen psychischer Störungen in Deutschland ebenso kontinuierlich an.

- Viele psychische Störungen beginnen vor dem 20. Lebensjahr und bleiben über die gesamte Lebensspanne bestehen.

- Jedes 20. Kind in Deutschland wäre auf Grund psychischer Störungen behandlungsbedürftig, aber mindestens jedes dritte Kind bleibt unbehandelt.

- Wann immer eine Störung auftritt, gibt es eine Wahrscheinlichkeit für weitere Störungen körperlicher und seelischer Art (= Komorbidität).

- Zwei Drittel aller psychischen Störungen bleiben nach Angaben der World Health Organisation 2008 un(zureichend)behandelt. Besonders Kinder, junge Erwachsene und Angststörungen gelten als „unterbehandelt". Wenn behandelt wird, dann am häufigsten mit Psychopharmaka. Psychologische und psychotherapeutische Behandlung und Begleitung sind selten.

All dies gibt Anlass, darüber nachzudenken, wie durch Prophylaxe im Alltag seelische Gesundheit und geistige Leistungsfähigkeit gestärkt werden können.

Das vorliegende Buch versteht sich als Beitrag hierfür und will helfen, im alltäglichen Leben das seelische Wohlbefinden und die geistige Leistungsfähigkeit zu steigern.

Vorab ...

Margit Müller-Frahling:
Mit Freude leben! Wir alle wünschen uns das und haben Sehnsucht danach. Und wie viele können von sich sagen, dass sie so leben? Viele Menschen bewegt die Sorge, den modernen Anforderungen der Arbeitswelt und der Gesellschaft nicht gewachsen zu sein. Die Erwartungen an die Leistungsfähigkeit und Belastbarkeit der Menschen in unserer Gesellschaft sind eindeutig gestiegen. Das betrifft Frauen und Männer gleichermaßen ebenso wie Junge und Alte. Auch im Privaten und in der Freizeit sind die Ansprüche aneinander und an die Lebensgestaltung gewachsen. Nur unser Körper ist auf dem biologischen Stand eines Steinzeit-Menschen stehen geblieben. Dabei ist er die Basis für ein vitales Leben. Zur Schlüsselfrage wird daher, wie die gesellschaftlichen Veränderungen im Leben jedes Einzelnen so aufgegriffen werden, dass den körperlichen, seelischen und geistigen Bedürfnissen Rechnung getragen wird. Schüßler-Salze für Körper, Geist und Seele – unser neues Buch! Das setzt genau an diesen Fragen an. Wir wollen, dass Menschen eine Möglichkeit aufgezeigt bekommen, ihr inneres Gleichgewicht zu stärken. Was bringt uns so aus dem Gleichgewicht?

Beatrix Schulte:
Ich würde sagen: Stress.

Dem „Stress" geht ja erst einmal ein Gefühl, eine Bewertung einer Situation voraus. Vom Stress reden viele, aber nicht alle wirft das aus der Bahn.

Vielleicht sollten wir erstmal klarstellen, was Stress ist. Stress ist ja unvermeidbar und völlig natürlich. Jede Veränderung bringt Stress.

Genau, und Stress an sich macht nicht krank. Positiver Stress, Eu-Stress genannt, hilft uns sogar zu Höchstleistungen zu gelangen, er schützt uns vor Gefahren und ermöglicht uns eine stete Entwicklung. Es regt auch die Zellregeneration an. Negativer Stress, Dis-Stress, entsteht, wenn wir uns gleichzeitig an zu viele Veränderungen anpassen müssen oder andauernd Stresssituationen erleben. Dann werden auch Körperreaktionen wie Schweißausbrüche oder Herzrasen erlebt.

Und besonders gefährlich wird es, wenn der Stress chronisch wird. Da ist die innere Unruhe ein ständiger Begleiter.

Ja, das ist auch anhand der biochemischen Abläufe im Körper nachvollziehbar. Bei Stress werden über das Gehirn (Corticotropin-Releasing-Hormon) vermehrt die „Stresshormone" Adrenalin und Cortisol im Körper ausgeschüttet. Adrenalin wird im Unterschied zu Cortisol schnell abgebaut. Da Cortisol länger wirkt, wird die Ausschüttung normalerweise über Rückkopplungsprozesse gebremst. Bei Dauerstress wird dieser Mechanismus gestört, so dass lange Zeit hohe Cortisolspiegel messbar sind. Die Folgen hiervon sind vielfältig. Die Schilddrüse wird beispielsweise beeinträchtigt, der gesamte Stoffwechsel verändert sich. Es kommt zu Unruhe, Schlafproblemen und Konzentrationsstörungen. Auch Erschöpfung, Antriebslosigkeit, Verspannungen und Schmerzen können damit in Zusammenhang stehen. Die Beschwerden lösen wiederum Stress aus. Ein Teufelskreis, der dann mit dem Namen „Burnout" versehen wird!

„Burnout" gilt zwar nicht als eigenständige Diagnose, meint aber einen Zustand totaler Erschöpfung. Wobei Burnout auf keinen Fall ein Zeichen von Schwäche ist. Es ist eher ein Zeichen dafür, dass diese Menschen viel zu lange versucht haben, stark zu sein. Sie brennen für ihren Beruf, arbeiten mehr als nötig und wollen sich unbedingt beweisen. Bedürfnisse wie Schlaf, Erholung oder Bewegung werden vernachlässigt.

Es gibt aber auch Menschen, die regelrecht „verschlissen" werden. Die Diskussion um die ungesicherten Beschäftigungsverhältnisse zeigt, dass viele Menschen sich „verheizen", um ihren Job zu behalten. Außerdem gibt es immer mehr Menschen, die einen Zweitjob brauchen, um ihr Einkommen abzusichern.

Man darf auch nicht vergessen, dass man auch vor lauter Langeweile im Büro krank werden kann. Beim „Boreout" wird die Arbeit nicht mehr als erfüllend angesehen, häufig kommt es nur noch zu einem Abarbeiten von Gewohntem. Die Menschen sind aber unfähig, ihren Arbeitsplatz zu kündigen, weil er sicher ist. Unterforderung führt dann genauso zu enormem Druck.

Die körperlichen Symptome sind ähnlich: Müdigkeit, Schlaflosigkeit, Frustration und Grübeleien.

Schlimm wird es, wenn sich die Betroffenen dann von ihrer Umwelt zurückziehen, den Kontakt zu Freunden abbrechen. Sie empfinden ihr Leben zunehmend als leer, anstrengend und hoffnungslos.

In diesem Stadium müssen die Betroffenen oder Angehörigen auf jeden Fall einen Arzt aufsuchen, der einen genauen Check-up macht. Es muss unterschieden werden zwischen einer Depression, die direkte körperliche Ursachen haben kann, wie eine Stoffwechselstörung im Gehirn, und einem chronischen Erschöpfungszustand.

Ja, alle psychischen Befindlichkeitsstörungen, die die Tagesstruktur beinträchtigen und länger als 14 Tage dauern, sind mit dem Arzt abzuklären. Das ist wichtig.

Ja, unbedingt! Die Frage ist, was können dann zum Beispiel Schüßler-Salze leisten? Sie unterstützen die körperlichen Funktionen, stärken und helfen auf dem Weg der Gesundung. Sie können auch begleitend bei Therapien angewendet werden, da sie keine Nebenwirkungen oder Kontraindikationen haben. Aber eine medizinische und auch Psychotherapie können sie auf keinen Fall ersetzen. Ich empfehle dann Rücksprache mit dem Therapeuten und eine fachkundige Beratung zur Anwendung der Schüßler-Salze in Anspruch zu nehmen. Viele Menschen vernachlässigen gerade in Lebenskrisen die Pflege und Beachtung ihrer körperlichen Grundlagen. Das ist verständlich, führt aber in einen weiteren Teufelskreis von Schwäche und mangelnder Belastbarkeit. Deshalb ist es sehr wichtig, schon in der Prophylaxe und bei kleineren Störungen den gesamten Menschen im Blick zu haben und dazu gehört ein gesundes Essen genauso wie regelmäßig ausreichender Schlaf. Schüßler-Salze sind eine sanfte Hilfe auf diesem Weg.

Wichtig ist vor allem, den Betroffenen klar zu machen: Alles ist gut. Sie haben es gut machen wollen und sie haben es gut gemacht. Sie haben mehr als genug gegeben. Das einzige, was sie vergessen haben, ist, Pausen zu machen. Die haben sie nicht nur bei der Arbeit vergessen, sondern auch in der Freizeit und sogar nachts. Unser Gehirn braucht Pausen. Es kann nicht unendlich viele Reize aufnehmen, nicht unendlich viel grübeln, alles abwägen, alles wissen wollen. Der erste Schritt zur Heilung ist, einzusehen, dass alles gut ist. Alles hat einen Sinn.

Welchen Sinn kann es denn haben, dermaßen erschöpft zu sein?

Innezuhalten, durchzuatmen, bewusster zu werden, zu wachsen … Jede Krise birgt eine Chance, wenn wir deren Sinn erkennen.

Ja, das spiegeln auch die aktuellen Lifestyle-Ratgeber wider. Was ist eigentlich passiert? Vergleichen wir die Ratgeber von vor 10 Jahren mit den heutigen, enthalten sie eine ganz andere Botschaft. Damals riefen uns strahlende, drahtige, hüpfende und Hände in die Höhe reißende Typen von grellen Covern zu: Du schaffst alles, wenn du nur willst und die richtigen Gedanken hast. Du musst alles aus dir rausholen, um erfolgreich, beliebt und glücklich zu sein. Und so wurde gearbeitet, gemacht, getan. Man verlangte sich immer mehr ab, um seine hoch gesteckten Ziele zu erreichen. Heute gibt es eine ganz andere Botschaft, sie reden von Entspannung, Wellness, Bewegung, guter Ernährung …

Sicher bringen diese Dinge eine kurzfristige Erleichterung, langfristig geht es aber doch darum, seine Persönlichkeit zu entwickeln. Wir müssen wissen, was wir können, was wir brauchen, was wir wollen. Erst dann können wir das private und berufliche Umfeld mit unserer Persönlichkeit in Einklang bringen. Erst dann können wir Veränderungen angehen und neue Ziele erreichen.

Noch mehr Ziele erreichen? Wurden nicht schon genug erreicht?

Ja, viele äußere Ziele, aber innerlich sind wir umso leerer geworden. Nicht nur der Körper braucht Nahrung, auch Geist und Seele. Um nur ein paar wichtige Punkte anzusprechen: Geist und Seele brauchen Sinn, Mitgefühl, Freiheit zur Selbstbestimmung und wir dürfen nicht vergessen: Der Mensch strebe schon immer nach Wachstum und damit ist nicht das zweite Auto oder die Yacht gemeint, er strebt nach innerem Wachstum, nach einer Zugehörigkeit zu etwas Höherem, Größerem, Umfassenderem. Diese Sehnsucht können wir nicht wegdiskutieren. Nur, wer braucht heute noch Gott, wenn alles selbst erreichbar erscheint?

Jeder Mensch braucht Sinn in seinem Leben und muss sich auf etwas beziehen, was größer ist als er selbst. Wenn das Leben sich nur um sich selbst dreht und das teuere Auto, dann wird es hohl. Menschen, die dann erleben, dass sie Besitz verlieren oder krank werden, brechen förmlich zusammen. Einige nennen das Seeleninfarkt. Findest du das übertrieben?

Seeleninfarkt oder Herzinfarkt haben beide die gleichen Ursachen: Hilflosigkeit und Unzufriedenheit. Wer sich den Ereignissen in seinem Leben hilflos ausgeliefert fühlt, wird zunehmend unzufriedener. Er meint, die Dinge geschehen, ohne dass er etwas daran ändern könnte. Anstelle sich nächtelang zu fragen, warum der Chef cholerisch ist, sollte man sich eher fragen, „warum bleibe ich in einem Betrieb, dessen Chef cholerisch ist und ich mich unwohl fühle? Irgendwas muss das doch mit mir zu tun haben." Das ist Übernahme von Verantwortung.

Wie würde sich diese Verantwortung dann zeigen? Sie können ja nicht sofort kündigen, wenn sie eine Familie zu versorgen haben.

Nein, natürlich nicht. Sie könnten aber damit anfangen, ihre Bewerbungsunterlagen in Ordnung zu bringen, ein Bewerbungstraining zu machen oder ihre Unzufriedenheit mit irgendjemandem kommunizieren. Das wäre ein ganz wichtiger Schritt, der weitere nach sich ziehen würde. Dann können größere Veränderungen folgen, die uns auf Dauer glücklicher machen.

Manche machen ein Sabbatical, eine Weltreise oder einen längeren Klosteraufenthalt. Andere entscheiden sich für einen Teilzeitjob und machen sich nebenher selbstständig oder engagieren sich ehrenamtlich.

Genau. Das scheint mir gesünder zu sein.

Die Frage ist überhaupt, was wir unter „gesund" verstehen. Ich erlebe, dass sich das Verständnis von Gesundheit oft an den herrschenden gesellschaftlichen Normen und Idealen orientiert, dem dann alle entsprechen müssen. Gesund heißt in diesem Sinne leistungsfähig, unversehrt, attraktiv und jugendlich sein. Kann sich ein Mensch gesund fühlen, wenn er im Rollstuhl sitzt oder blind ist? Ist es gesund, wenn Frauen ihre Gesundheit riskieren, um einem herrschenden Schönheitsbild zu entsprechen, wie jetzt wieder am Beispiel der Brustimplantate deutlich wurde?

Ich halte es mit Thomas von Aquin: Gesundheit ist weniger ein Zustand, als eine Haltung und sie gedeiht mit der Freude am Leben.

Gesundheit ist im Erleben des Menschen ein freier und verantwortlicher Austausch mit sich, mit anderen, mit der Welt. Zu dieser Haltung und zu diesem Erleben soll dieses Buch einen wichtigen Beitrag leisten.

13

Teil I: Die Schüßler-Salze

Warum Schüßler-Salze?

Schüßler-Salze sind verdünnte (potenzierte) Mineralstoffe, genauer: Mineralstoffverbindungen. Nebenwirkungsfrei können sie begleitend bei klassischen und alternativen Therapien zur Anwendung kommen. Die überschaubare Anzahl der Mittel und ihre einfache Anwendung haben dazu geführt, dass sie einen festen Platz in vielen Hausapotheken eingenommen haben. Es gibt gute Gründe, Schüßler-Salze zu nutzen.

Schüßler-Salze

- werden seit fast 140 Jahren erfolgreich angewendet.
- beeinträchtigen keine bestehenden Therapien.
- können bestehende Therapien unterstützen.
- können in der Schwangerschaft eingenommen werden.
- können als Kuren angewendet werden.
- steigern die Lebensqualität.
- stärken die Organfunktionen.
- fördern die Beweglichkeit.
- unterstützen eine gesunde Ernährung.

Was sind Schüßler-Salze?

Schüßler-Salze sind Mineralstoffverbindungen (= Salze), die durch Verreibungsschritte ihre spezifische Vereinzelung und Verdünnung erhalten. Sie sind nach ihrem Erfinder und Entdecker Dr. Wilhelm Heinrich Schüßler (1821–1898) benannt, der in Oldenburg als engagierter Arzt und Forscher tätig war. Schüßler setzte sich mit der zu seiner Zeit hochaktuellen Zellenlehre des Berliner Pathologen Rudolf Virchow (1821–1902) und den Er-

kenntnissen über die lebensnotwendige Bedeutung der Mineralstoffe auseinander. Virchows Kernsatz lautete: „Das Wesen der Krankheit ist die
pathogen veränderte Zelle." Durch diese Erkenntnisse veränderte sich die
Auffassung von Krankheit und Heilung. So kam Jacob Moleschott
(1822 – 1893) zu der Schlussfolgerung: „Die Krankheit der Zelle entsteht
durch den Verlust an anorganischen Salzen." Fasziniert nahm Schüßler
diese Erkenntnisse auf und brachte sie in Zusammenhang mit seiner praktischen Tätigkeit als homöopathischer Arzt. Schüßler entwickelte daraus
die Grundannahme seiner Theorie, dass eine ausreichende Versorgung der
Zelle mit den fehlenden Mineralstoff-Ionen zur Gesundung der Zelle und
damit des Körpers führen müsse. Schüßler nahm nur Mineralstoffverbindungen als Funktionsmittel in seiner Heilweise auf, deren Vorhandensein
und Funktionen in Zellen und Gewebe eindeutig nachgewiesen wurden.

Die 12 Schüßler-Salze

Schüßler empfahl 12 Mineralstoffverbindungen, die bis heute als sogenannte Schüßler-Salze (Basis-Salze) bekannt sind:

Nr. 1 Calcium fluoratum	(D 12)
Nr. 2 Calcium phosphoricum	(D 6)
Nr. 3 Ferrum phosphoricum	(D 12)
Nr. 4 Kalium chloratum	(D 6)
Nr. 5 Kalium phosphoricum	(D 6)
Nr. 6 Kalium sulfuricum	(D 6)
Nr. 7 Magnesium phosphoricum	(D 6)
Nr. 8 Natrium chloratum	(D 6)
Nr. 9 Natrium phosphoricum	(D 6)
Nr. 10 Natrium sulfuricum	(D 6)
Nr. 11 Silicea	(D 12)
Nr. 12 Calcium sulfuricum	(D 6)

Die Nummerierung der Schüßler-Salze wurde erst nach seinem Tod von den
Herstellern der biochemischen Funktionsmittel eingeführt. Sie hat sich bei den
Anwendern als kurze Bezeichnung derart verankert, dass teilweise nur noch die
Nummern angegeben werden. Im (englischsprachigen) Ausland ist teilweise
eine andere Nummerierung üblich.

Die Nachfolger Schüßlers führten weitere Funktionsmittel ein, so dass heute bis zu 27 Funktionsmittel in der Biochemie nach Dr. Schüßler genutzt werden. Die Anwendung der Erweiterungsmittel ist teilweise sehr spezifisch und bedarf weiterer Kenntnisse. Der Vollständigkeit halber sind sie am Ende der Darstellung der 12 Basissalze aufgeführt. Ihre Anwendung wird im Register der Einnahmeempfehlungen mit aufgegriffen. Im Mittelpunkt der Anwendung im Rahmen der Hausapotheke sollten allerdings die 12 Basis-Salze stehen.

Welche besondere Qualität haben Schüßler-Salze?

Mineralstoffe haben im Körper Funktionen als Baustoffe und als Betriebsstoffe. Schüßler selbst sagte über die Mineralstoffe: „Baumaterial sind sie durch ihre Masse, Functionsmittel durch ihre Qualität." Mineralstoffe sind beispielsweise voraussetzend für den Aufbau des Körpers und den Stoffwechsel. Sie müssen in ausreichender Menge (= Quantität) aufgenommen werden und sie müssen in der entsprechenden Qualität als Mineralstoff-Ionen zur Verfügung stehen. Beispielsweise kommt ein Großteil des Kalziums, immerhin durchschnittlich ein Kilogramm bei einem erwachsenen Menschen, in den Knochen und Zähnen als Kalziumphosphat gebunden vor. Kalzium-Ionen wiederum spielen eine wichtige Rolle als Faktor bei der Blutgerinnung. Wer durch eine unzureichende Ernährung Mangel an Mineralstoffen erleidet, die als Baustoff (= Quantität) im Körper vorhanden sein müssen, kann diese nicht mit den Mineralstoffen nach Dr. Schüßler ausgleichen. Ein Gramm Kalzium wird von der Deutschen Gesellschaft für Ernährung (DGE) zur täglichen Aufnahme empfohlen. In der Verdünnung, die der D 6 vom Schüßler-Salz Nr. 2 Calcium phosphoricum entspricht, kommt eine Tonne Milchzucker auf ein Gramm Ausgangsmineralstoff. Schüßler-Salze sind Betriebsstoffe, die durch ihre spezifische Zubereitung die Qualität bieten, die für die Aufnahme notwendig ist. Sie zielen auf den Ausgleich der Mineralstoff-Ionen innerhalb und außerhalb der Zelle und regulieren hierüber den Mineralstoffhaushalt.

Wie werden die Schüßler-Salze hergestellt?

Die biochemischen Funktionsmittel werden als Pulver (Trituration), Tabletten oder als Dilution (alkoholische Lösung) angeboten. Die häufigste Einnahmeform ist wegen der praktischen Dosierung die Tablettenform. Mineralstofftabletten nach Dr. Schüßler sind apothekenpflichtige Arzneimittel, die nach den Vorgaben des homöopathischen Arzneibuchs (HAB) hergestellt werden und daher nur in Apotheken erhältlich sind. Produkte, die als Schüßler-Salze außerhalb der Apotheke angeboten werden, gelten als Nahrungsergänzungsmittel und enthalten häufig Quellsalze, die neben der Mineralstoffverbindung auch noch andere Bestandteile aufweisen können. Trägerstoff der Tabletten ist nach dem HAB immer Lactose (Milchzucker).

Welche Grenzen hat die Anwendung der Schüßler-Salze?

Die Mineralstoffe nach Dr. Schüßler sind ideale, nebenwirkungsfreie Helfer in der Prophylaxe und bei alltäglichen Beschwerden. Sie ersetzen natürlich nicht notfallmedizinische Versorgung und therapeutisch notwendige Begleitung bei schweren Erkrankungen. Im Zweifel sollte Rücksprache mit der Ärztin/dem Arzt oder der Heilpraktikerin/dem Heilpraktiker gehalten werden. Die Schüßler-Salze können allerdings immer unterstützend und begleitend genutzt werden. Sie wirken nicht gegen allopathische oder beispielsweise homöopathische Medikamente und beeinträchtigen auch keine anderen Heilverfahren wie zum Beispiel die Akupunktur. Im Gegenteil: Die Mineralstoffe nach Dr. Schüßler stärken direkt die Lebenskraft des betroffenen Menschen und unterstützen damit die Fähigkeit, auf Impulse oder Reize reagieren zu können.

Schüßler-Salze für Körper, Geist und Seele

Schüßler hatte die Absicht, ein Heilverfahren zu entwickeln, das sich auf die physiologisch-chemischen Vorgänge im menschlichen Körper stützt. Eine ganzheitliche Betrachtung des Menschen kann ihm unterstellt werden, da er als ausgebildeter Homöopath arbeitete. Die Homöopathie wurde von Dr. Samuel Hahnemann (1755-1843) entwickelt. Sie zeichnet sich u.a. dadurch aus, dass das charakterliche Erscheinungsbild des betreffenden Menschen und Befindlichkeitsstörungen auf der seelischen Ebene, im heutigen Sinne psychische Störungen, in die Mittelfindung einbezogen werden. Schüßler selbst beschreibt auch einzelne psychische Indikationen. Heute verfügen wir über mehr Kenntnisse und weitere Differenzierungen sowie eine umfangreiche Praxis der Anwendung der Schüßler-Salze seit fast 140 Jahren. Auf dieser Basis wurden die Beschreibungen und Empfehlungen in dem vorliegenden Buch erstellt.

Mineralstoffe sind lebenswichtig

Ein Leben ohne Mineralstoffe ist nicht möglich. Jeder Prozess im Körper ist auf ihr Vorhandensein angewiesen. Wir müssen sie über die Ernährung regelmäßig aufnehmen, denn Mineralstoffe werden im Körper „verbraucht" und sie werden über den Darm, den Urin sowie den Schweiß ausgeschieden. Deshalb ist die Menge an Mineralstoffen, die ein Mensch zuführen muss, davon abhängig, wie er lebt. Je nach Belastung, Umgebungsbedingungen oder beispielsweise Körpergröße und Geschlecht variiert der individuelle Bedarf sehr.

Mineralstoffe: Eine Basis für seelisches Wohlbefinden

Unser seelisches Wohlbefinden, unsere Gedanken, unsere Gefühle sind immer verbunden mit biochemischen Abläufen in unserem Körper. Mineralstoffmängel führen zu Störungen der neuronalen Prozesse und können als Probleme auf der seelischen und mentalen Ebene sichtbar werden. Andererseits beanspruchen Emotionen und Gedanken unsere körperlichen Grundlagen und somit den Mineralstoffhaushalt. Psychische Belastungen bedürfen einer besonderen Versorgung. Eine Unterversorgung mit Mineralstoffen kann zu psychischen Störungen führen und damit in einen Teufelskreis münden.

Die Schüßler-Salze geben Impulse für die Verteilung und Bewegung der Mineralstoff-Ionen. Sie nehmen Einfluss auf die Aufnahme, Verwertung und Steuerung der Mineralstoffe, also den Mineralstoffhaushalt insgesamt. Aufgrund der Zusammenhänge zwischen den Mineralstoffen und der seelischen Befindlichkeit können die Schüßler-Salze somit auch positiv Einfluss auf ein stabiles seelisches Wohlbefinden nehmen.

„Ohne Phosphor kein Gedanke", war eine wesentliche Erkenntnis des Physiologen Jacob Moleschott (1822 – 1893). Alle neuronalen Prozesse und Substanzen sind abhängig von mineralischen Impulsen. Das Prinzip der Nervenleitung funktioniert nur, wenn die bioelektrischen Eigenschaften der erregbaren Nervenzellmembran funktionieren. Die elektrischen Potenziale an der äußeren Zellmembran werden durch die Ionenverteilung im intra- und extrazellulären Bereich bedingt. So beruht die Entwicklung eines Ruhepotenzials der Membran im Wesentlichen auf dem Ausfluss von NA+ aus der Zelle und auf der unterschiedlichen Permeabilität der Membran für K+ und Na+. Die notwendige, ungleiche Verteilung dieser Kationen wird mit Hilfe der „Natriumpumpe" unter ständigem Energieverbrauch aufrechterhalten. Das Aktionspotenzial der Zellmembran wiederum ist Voraussetzung für die Ausschüttung chemischer Substanzen, der Neurotransmitter.

Mineralstoffmängel führen zu Störungen

Die Erkenntnisse über Mineralstoffmängel und ihre Auswirkungen auf die seelische Befindlichkeit sind heute wissenschaftlich nachgewiesen, ohne dass deren Bedeutung für therapeutische Ansätze intensiv ausgearbeitet worden wäre. So führt ein Mangel an Iod zu Abgeschlagenheit und Antriebslosigkeit. Bei Kindern und Jugendlichen sind Lern- und Konzentrationsschwierigkeiten nachgewiesen. In der Schwangerschaft muss mit schweren geistigen Entwicklungsstörungen des Embryos (Kretinismus) gerechnet werden.

Auch für weitere Mineralstoffe sind im Falle eines Mangels Erkenntnisse belegt. Beispielsweise:

Eisen: verringerte Belastbarkeit, Müdigkeit, Konzentrations-, Lern-, Leistungsschwäche;

Kalzium: erhöhte Erregbarkeit, Depressionen;

Magnesium: Depressionen, Nervosität, Konzentrations- und Schlafstörungen;

Kalium: Reizbarkeit, Antriebsschwäche;

Natrium: Apathie, Verwirrtheit, Schwindel;

Zink: chronische Müdigkeit, Depressionen, Hyperaktivität, Konzentrationsstörungen, Lernschwäche, geistige Retardierung;

Kupfer: Nervendegeneration.

Wichtig: Die Ernährung ist grundlegend für unser Denken und Fühlen. Das Gehirn ist ein „Verbrennungsofen", der 25 Prozent der Glukose und des Sauerstoffs verbraucht, den wir aufnehmen. Es braucht weitere Vitalstoffe wie Vitamine und Mineralstoffe, die der Körper nicht selbst herstellt, sondern die über eine vollwertige Ernährung zugeführt werden müssen. Bereits ein geringer Nährstoffmangel kann die Stimmung verändern. Insbesondere Kinder und Senioren zeigen häufig eine Unterversorgung an Vitalstoffen. Eine gezielte Substitution mit orthomolekularen Präparaten kann in Kombination mit ausgewählten Schüßler-Salzen einen hervorragenden Synergieeffekt erzielen.

Gefühle beanspruchen den Körper

Wie stark die körperlichen Grundlagen durch Gefühle beansprucht werden, zeigt das Gefühl des „Verliebtseins".

Frisch verliebt, wird unser Glücksgefühl durch die Ausschüttung von Neurotransmittern wie Dopamin und Endorphin ausgelöst: Endorphin löst Euphorie aus und lindert Schmerzen. Der Organismus läuft auf Hochtouren, das Erregungsniveau steigt. Der Grundumsatz an Stoffen, auch der Verbrauch an Mineralstoffen, steigt an. Gleichzeitig sinkt das Schlafbedürfnis und der Appetit. Flattern Schmetterlinge im Bauch, wird das sogenannte Phenylethylamin ausgeschüttet. Es ist eine energiespendende Substanz, die gute Laune bringt und uns glauben macht, wir könnten Berge versetzen. Ein unglaublicher Prozess und rein körperlich über einen langen Zeitraum förmlich auszehrend. Kein Wunder also, dass die Phase der Verliebtheit immer eine begrenzte Zeit umfasst und in früheren Zeiten die „Liebeskrankheit" als eigenes Krankheitsbild bekannt war.

Wird die Verliebtheit nicht erwidert, gerät der Betroffene bei soviel Chemie im Körper förmlich ins Trudeln. Die körperlichen Folgen können ähnlich wie bei einem Drogenentzug sein: Melancholie, Erschöpfung, Verstörtheit, Schlaflosigkeit.

Je stabiler die körperlichen Voraussetzungen des betroffenen Menschen sind, umso besser werden die Belastungen verkraftet. Trifft der Kummer einer verlorenen Liebe auf einen geschwächten Körper, sind wahrscheinlich körperliche Beschwerden neben dem persönlichen Leid zu bewältigen. Daraus kann sich ein Teufelskreis entwickeln, da die Mineralstoffmängel auf der körperlichen Ebene wiederum zu Störungen auf der seelischen Ebene führen können.

Auch negative Gefühle wie Ärger und Zorn sind in ihren Auswirkungen auf den Körper Gegenstand vieler Forschungsprojekte. Eine Studie konnte nachweisen, dass allein die Neigung, Ärger zu unterdrücken, die Häufigkeit der Anfälle von Migränepatienten erhöht. In Deutschland leiden 8 Millionen Menschen unter Migräne, also Kopfschmerzen, die nicht in Zusammenhang mit einer anderen Grunderkrankung steht. Zorn, so fand ein Wissenschaftsteam der Harvard Medical School heraus, schwächt die Lungenfunktion.

Eine wesentliche Herausforderung unserer Zeit: Stress

Stress ist ein Massenphänomen. „Gestresst sein" ist für viele Menschen die Beschreibung ihres Normalzustandes. Stress ist nur individuell zu verstehen und außert sich auch individuell. Was für den einen Stress bedeutet, kann für den anderen Menschen bedeutungslos sein. Ich erlebe Stress, wenn ich einen ganzen Tag in einer Großstadt durch Geschäfte laufen muss, andere empfinden das als entspannenden Einkaufstag. Vor einem Publikum sprechen zu müssen, ist hingegen für mich kein Stress und für andere wiederum eine sehr belastende Situation.

Ein gewisses Maß an Stress kann gesundheitsfördernd sein. In der Zelle wird durch akuten Stress eine Reaktion in Gang gesetzt, die zur Instandsetzung oder zur Entfernung von beschädigten Proteinen führt. So können beispielsweise Zellschäden verhindert oder verzögert werden. Stressfaktoren können auch umweltbedingt oder physiologisch sein, zum Beispiel Infektionen durch Bakterien und Viren, Giftstoffe oder Schwermetalle. Problematisch wird es, wenn ein Mensch an andauernd hohes Stressniveau erreicht. Stress als Ausnahmezustand soll uns in bedrohlichen Situationen schützen. In Sekundenschnelle kann er uns zu Höchstleistungen bringen. Hält dieser „Ausnahmezustand" an, kommt es zu einer (zunächst schleichenden) mentalen und körperlichen Erschöpfung. Energieverlust und Arbeitsunlust erschweren die Bewältigung des Alltags. Eine permanente Überforderung endet allzu häufig im sogenannten „Burnout". Der Mensch ist wie „ausgebrannt". Auch das chronische Müdigkeitssyndrom (chronic fatigue syndrome, CFS), das nicht auf organische Fehlfunktionen zurückzuführen ist, kann eine Folge einer andauernden Überlastung sein.

Folgen von Stress

Die Forschung liefert uns mittlerweile hierzu die Bestätigungen. Nachgewiesen ist beispielsweise, dass Stress:

● Entzündungsprozesse auslöst, die das Risiko einer Herz-Kreislauf-Erkrankung dramatisch erhöhen. Studien wiesen nach, dass Stress fast ebenso häufig Ursache eines Herzinfarktes ist wie Nikotinkonsum oder Erkrankungen des Fettstoffwechsels.

- zum Zelltod führt, weil das Selbstmordprogramm der Zelle durch ein spezifisches Protein aktiviert wird.
- in engem Zusammenhang mit körperlichen Symptomen steht, wie: Hautveränderungen, Tinnitus-Geräusche im Ohr, Magengeschwüre, Rücken- und Kopfschmerzen, Migräne, zuckendem Auge oder Allergien.

Weitere Folgen können in drei Kategorien eingeteilt werden:

1. **Hormoneffekte**: Der hohe Cortisolspiegel hat beispielsweise maßgeblichen Einfluss auf die Schilddrüsenfunktion und damit auf zahlreiche körperliche Funktionen (Herz, Blutdruck, Stoffwechsel, Konzentration u. v. m.). Auch die Produktion der Geschlechtshormone wird beeinträchtigt – mit allen Konsequenzen, für Gesundheit und Wohlbefinden – und auch bei jungen Menschen für die Fruchtbarkeit.

2. **Stoffwechseleffekte**: Hier ist besonders hervorzuheben, dass unter Stress mehr Glukose bereit gestellt wird, um das Gehirn gut zu versorgen. Dies führt zur Insulinausschüttung. Ein Teufelskreis kann entstehen, an dessen Ende eine Insulinresistenz mit allen Folgen (Diabetes mellitus) stehen kann.

3. **Verhaltenseffekte**: Die entstehende Unruhe und häufige Schlaflosigkeit vermindern die Konzentration, die ohnehin schon beeinträchtigt ist ... Wieder ein Teufelskreis, der zudem sozial sehr belastet.

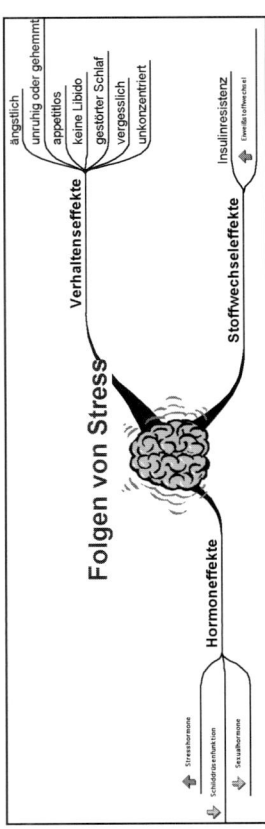

Angst ist Stress

Angst ist so alt wie die Menschheit. Doch Angststörungen sind eine Erscheinung unserer Gegenwart. Mindestens jeder zehnte Bundesbürger soll an Angststörungen leiden. Angst an sich ist zunächst positiv. Sie hilft, sich der Umgebung anzupassen und zu überleben. Erst wenn die Angst unangemessen wird, sich ungewöhnlich ausprägt oder der betreffende Mensch keine Möglichkeit findet, den Angstzustand zu bewältigen, wird von einer krankhaften Angststörung gesprochen.

Was macht Angst? Kinder und Jugendliche haben bereits Angst, in der Schule zu versagen. Erwachsene haben Angst, ihren Arbeitsplatz zu verlieren oder insgesamt den Anforderungen der modernen Leistungsgesellschaft nicht mehr gerecht zu werden. Eltern haben Angst um ihre Kinder ... Die Liste ließe sich endlos fortsetzen. „Angst essen Seele auf" war ein Film in den 80er Jahren getitelt. Wir könnten heute sagen: „Angst und Stress essen Körper und Seele auf."

„Die Angst klopfte an, der Glaube öffnete die Tür. Und niemand stand draußen."

Viktor Frankl

Die körperlichen Abläufe und Folgen der Angst sind mit den beschriebenen Stressfolgen identisch.

Auch depressive Verstimmungen sind körperlicher Stress. Und andersherum: Stress verursacht Depressionen. Körperliche Folge ist eine Fehlregulation der Stresshormone und des Sympatikus-Parasympatikus-Systems. Der Weg aus dem Stress oder/und aus der Angst ist individuell. Für den einen Menschen ist es wichtig, sich auszutoben, zu bewegen, zu singen. Ein anderer Mensch braucht Ruhe und findet durch Meditation oder Yoga Entspannung.

Teil II: Die Wirkung von Stress auf Geist und Seele

Was belastet Geist und Seele?

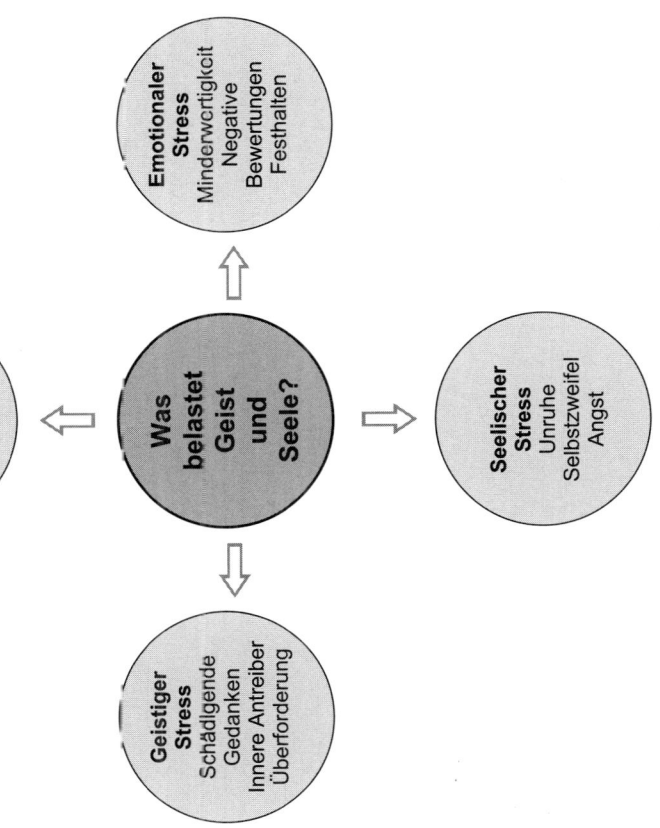

Gesellschaft-licher Stress
Beschleunigung
Leistung
Reizüberflutung

Emotionaler Stress
Minderwertigkeit
Negative Bewertungen
Festhalten

Was belastet Geist und Seele?

Seelischer Stress
Unruhe
Selbstzweifel
Angst

Geistiger Stress
Schädigende Gedanken
Innere Antreiber
Überforderung

Gesellschaftlicher Stress

Dass immer mehr Menschen an einer chronischen Erschöpfung erkranken, ist nicht nur ein persönliches Problem, sondern auch eines, das aus den Strukturen unserer Gesellschaft abzuleiten ist. Outsourcing, Globalisierung, Fusionierungen, Beschleunigung, Mobilität, Reizüberflutung, zunehmende Technisierung – all das hinterlässt Spuren.

Beschleunigung

Unsere Welt ist schnell geworden. Wir kochen schneller, wir essen schneller, wir sprechen schneller, wir denken schneller, wir informieren uns schneller. Wir bleiben nicht lange bei einer Sache, sondern springen von der einen zur nächsten, machen viel gleichzeitig und verhindern so, uns bewusst auf etwas zu konzentrieren.

Wir erstellen Pläne und Listen, um unsere Zeit zu kontrollieren, doch am Ende kontrollieren uns die Pläne und Listen. Wir nutzen die Schnelligkeit der Emails, doch am Ende haben wir durch die Informationsflut nur noch mehr Arbeit. Generell glauben wir, Zeit ansparen zu können wie Geld auf einem Konto. Dann hoffen wir, irgendwann in der Zukunft mit der angesparten Zeit endlich schöne Dinge machen zu können. Doch mit der gewonnenen Zeit können wir entweder gar nichts anfangen oder wir verbringen sie stupide vor dem Fernseher oder im Internet. Im Endeffekt setzt uns die Ansparung selbst so noch mehr unter Stress.

Leistung

Die Folgen unserer auf Leistung orientierten Gesellschaft zeigen sich am deutlichsten in den verschärften Arbeitsbedingungen. Von den Angestellten wird viel verlangt, aber sie bekommen weniger zurück. Sie sollen stets erreichbar sein, immer flexibel reagieren, viel mehr arbeiten aufgrund von Konkurrenz und Kontrolle seitens der Arbeitgeber. Sie sind konfrontiert mit Austauschbarkeit und einer hohen Fluktuation im Unternehmen. Sie erhalten jedoch wenig Anerkennung seitens der Geschäftsführung, werden oft nicht in umfassende Handlungsabläufe einbezogen, sodass sie manchmal gar nicht wissen, wohin das Unternehmen steuert. Eine unzureichende Kommunikation lässt das soziale Klima erkalten, es kommt zu einer allgemeinen Entfremdung zwischen Chef und Mitarbeiter und auch unter Kollegen, weil diese vielleicht an einem ganz anderen Ort arbeiten. Diesen Entwicklungen fühlen sich die Menschen oft hilflos ausgeliefert.

Übung:

Stellen Sie sich vor: Ihr Chef schließt plötzlich den Betrieb für drei Wochen. Nichts geht mehr. Alle Mitarbeiter sollen sich erstmal erholen, bevor es weitergeht. Wie verhalten Sie sich? Wie fühlen Sie sich? Was machen Sie in den drei Wochen? Ist es eine schöne oder eher eine bedrohliche Nachricht? Wissen Sie etwas mit sich anzufangen oder haben Sie Angst, in ein Loch zu fallen?

Reizüberflutung

Mittlerweile kann sich niemand mehr ein Leben ohne die technischen Errungenschaften vorstellen. Wir schicken mit einem Klick Emails in die ganze Welt oder Kurznachrichten per Handy. Wir können minütlich Nachrichten im Fernsehen oder Internet verfolgen und sind immer auf dem Laufenden. Selbst im Fitnessstudio gibt es auf den Laufbändern Displays mit Internetzugang. Die permanente Reizüberflutung, der Menschen heutzutage ausgesetzt sind, überfordert uns. Die flimmernden Reize binden unsere Aufmerksamkeit dermaßen, dass wir uns ihnen länger aussetzen, als uns gut tut. Unser Gehirn muss so ohne Unterlass Informationen aufnehmen und verarbeiten. Es produziert Stresshormone.

Geistiger Stress

Wer geistig aus dem Gleichgewicht geraten ist, verliert sich in negativen Gedankenschleifen, die um Probleme kreisen ohne Aussicht auf eine Lösung. Wer sich viel in Gedanken mit Problemen befasst, gibt alle Energie in das Problem, also in das, was er nicht mehr will. Damit wird es nur umso wahrscheinlicher, dass er noch mehr unangenehme, problembeladene Situationen anzieht.

Schädigende Gedanken

Wir haben schätzungsweise 60.000 Gedanken täglich. Jeder Gedanke und jedes Gefühl verändert die elektrochemische Aktivität in den verschiedenen Hirnarealen. Bei Angst, Wut und Zorn erhöht sich der Gehalt an Cortison, Adrenalin oder Noradrenalin, die das Immunsystem angreifen können. Fühlen wir uns gut, steigt der Gehalt an Interlucent und Interferon, beides Antikrebsmittel. Jeder Gedanke und jedes Gefühl

Glaubenssätze, die Körper, Geist und Seele unter Stress setzen:

- Ich schaff das schon irgendwie.
- Ich kann doch jetzt nicht aufgeben.
- Ich werde gebraucht, da kann ich die doch nicht im Stich lassen.
- Ich darf jetzt keinen Fehler machen.
- Ich muss Haltung bewahren, auch wenn es mir schwer fällt.
- Ich muss Leistung bringen.
- Ich muss es richtig/gut machen.
- Ich bin nicht gut genug.
- Ich könnte abgelehnt werden, wenn ich meine Aufgaben nicht schnell und gut erfülle.
- Ich brauche Kontrolle/Anerkennung/Geld/Status/Macht.
- Ich bin unentbehrlich.
- Ich bin wichtig, auf mich kann das Unternehmen nicht verzichten.
- Ich könnte den Anschluss an meine Kollegen verlieren, wenn ich jetzt Urlaub mache.
- Ich bin mehr wert, wenn ich viel und gute Arbeit leiste.
- Ich muss mir immer höhere Ziele setzen, sonst droht Stillstand.
- Ich muss nur die richtige Entscheidung treffen, dann wird alles für immer gut.
- Müßiggang ist aller Laster Anfang.
- Stillstand ist Rückschritt.
- Zeit ist Geld.
- Die Konkurrenz schläft nicht.
- Das Leben ist kurz.

beeinflussen die Aktivität der Zellen. Sie reagieren entsprechend der positiven oder negativen Gedanken auch positiv oder negativ.

Dass geistiger Stress regelrecht krank machen kann, zeigt der Placebo- und Noceboeffekt. Nocebo (Ich werde schaden), Placebo (Ich werde gefallen) beschreibt eine heilende oder schädigende Wirkung ohne Wirkstoff.

Wenn wir eine beängstigende Diagnose gestellt bekommen und uns vermittelt wird, dass wir chronische Folgen zu erwarten haben, steigt die Wahrscheinlichkeit, dass wir chronisch krank werden. Im Gehirn entstehen kranke Visionen und Gefühle der Angst. Die Aufmerksamkeit wird oft vermehrt auf die Krankheit gerichtet, man redet nur noch davon. Wenn jemand nun mit der gleichen Diagnose vermittelt bekommt, dass es sich nur um einen zeitweiligen Zustand handelt und es nach ein paar Monaten wieder geheilt ist, steigt die Wahrscheinlichkeit auf Heilung um ein Mehrfaches.

Innere Antreiber

Den Chef oder Vorgesetzten sehen viele als Antreiber, der die doppelte Arbeit oft in der Hälfte der Zeit erledigt sehen will. Es gibt aber auch den inneren Antreiber, eine Stimme in Ihnen, die Ihnen ständig suggeriert: „Komm, das schaffst du noch!", „Das muss bis morgen erledigt sein!", „Du musst besser planen, damit die Arbeit schneller erledigt ist!", „Jetzt hast du schon wieder den Tag vertrödelt und nichts geleistet!" „Ich darf nicht (schon wieder) versagen.", „Nur Schwächlinge machen Pause!", „Mach es anderen Recht.", „Sei perfekt!", „Streng dich an!", „Halt durch!". Dieser Antreiber ist oft gnadenloser, als der Chef es je sein könnte.

Woher kommen diese inneren Antreiber? Jeder kennt Sätze aus der Kindheit wie: „Reiß dich zusammen!", „Lass dich nicht so hängen!", „Was soll aus dir nur werden?", „Geh mir aus dem Weg!", „Nerv mich nicht!" oder – bei Nichterbringen von erwarteter Leistung – Schweigen oder Ignorieren. Als Kind können wir das nur schwer ertragen, denn wir sind abhängig von unseren Eltern. Später dann wollen wir immer noch über Leistung die Anerkennung bekommen, die wir als Kind nicht bekamen. Oder wir entwickeln uns zum Perfektionisten, der alles unterdrücken muss, was ihm in der Kindheit als nicht perfekt beigebracht wurde: Weinen, Schwäche zeigen, um Hilfe bitten, Angst haben, trauern, nervös sein, Schmerzen haben. Das Leben aber besteht aus genau diesen Gegensätzen: schwach–stark, weich–hart, glücklich–unglücklich, hoffnungs-froh–depressiv.

Übung:

- Sind Ihre Eltern gerne arbeiten gegangen oder empfanden sie die Arbeit als eine große Belastung?
- Hätten Ihre Eltern gerne einen anderen Beruf ausgeübt und wenn ja: welchen?
- Was waren häufige Bemerkungen Ihrer Eltern über die Arbeit?
- Welche Sätze haben Sie als Kind oft gehört, wenn Sie gefaulenzt haben?
- Haben Ihre Eltern Beruf und Privatleben trennen können?
- Welche „inneren Antreiber" haben Sie von Ihren Eltern übernommen?
- Wie können Sie in Zukuft auf Ihre „inneren Antreiber" reagieren?

Überforderung

Wer sich mit viel Disziplin in einen Beruf zwängt und sich vormacht, alles sei doch in Ordnung und sich nicht traut, den Arbeitsplatz zu verlassen oder um Veränderungen zu bitten, steht unter enormen Druck. Der Mensch überfordert sich und verliert irgendwann das Gefühl für sich selbst, weiß nicht mehr, was er braucht und will, sondern definiert sich nur noch über das, was andere von ihm verlangen. Wenn der Körper die ersten Signale der Erschöpfung sendet, ist das für ihn nur ein Zeichen, härter zu arbeiten. Er ist immer erreichbar und ständig auf dem Sprung. Mit Symptomen wie Unruhe, Schlafstörungen und Übelkeit kommt die Angst hinzu, zu versagen. Rückzug ist die Folge. Auf einmal ist da nichts mehr. Stille. Leere.

Der Grund dafür kann in der Kindheit liegen. Die Eltern schenkten dem Kind vielleicht nur Anerkennung und Aufmerksamkeit, wenn es besonders strebsam, erfolgreich und fleißig war. Dann verfolgen diese Kinder im Erwachsenenalter ihren Beruf und den Aufbau ihrer Familie anfangs mit viel Enthusiasmus, sie geben viel mehr als sie können, vernachlässigen Schlaf, Bewegung und Ernährung. Kommt es zu ersten körperlichen Beschwerden, leisten sie noch mehr, doch zunehmend werden sie unzufriedener, denn sie wissen auf einmal nicht mehr, wofür sie das eigentlich alles tun. Der tiefe Wunsch, endlich als derjenige wahrgenommen zu werden, der man ist, ohne etwas leisten zu müssen, kann nicht länger unterdrückt werden.

Emotionaler Stress

Wer emotional aus dem Gleichgewicht geraten ist, fühlt sich seinen Emotionen oft hilflos ausgeliefert. Wut, Aggression, Verzweiflung, Trauer sind nur einige der Gefühle, die – werden sie unterdrückt – auf Dauer krank machen können. Sie versetzen den Körper in einen permanenten Alarmzustand.

Minderwertigkeit

Die meisten Menschen leiden nicht unter zu viel Stress im Beruf, sondern daran, dass sie sich selbst damit etwas beweisen wollen: „Ich bin gut", „Ich bin fleißig", „Ich werde gebraucht". Ihr Selbstwert steigert sich in dem Maße, wie sie Erfolge und Anerkennung von außen bekommen. Der Kick nach einem Erfolg, der durch den Botenstoff Dopamin ausgelöst wird, wirkt wie eine Droge. Nur, wenn sie dies oder das erfolgreich getan haben, können sie sich wirklich gut, anerkannt und geliebt fühlen. Das intensive Gefühl des Lebendigseins braucht zunehmend neue Herausforderungen, um sich beweisen zu können. Sie wollen immer besser werden und sich nicht mit Bestehendem zufrieden geben. Sie sind beherrscht durch die Vorstellung, irgendwo anders könnte noch mehr Glück und Zufriedenheit zu finden sein, in einem anderen Beruf, im Ausland, mit einer neuen Diät, einem anderen Partner. Sie vergleichen sich pausenlos mit anderen und fördern so Selbstzweifel und Selbstverurteilung.

Teil II: Die Wirkung von Stress auf Geist und Seele

Emotionen	Dazugehörige Gedanken	Schüßler-Salze Nr.
Angst	– Es könnte passieren, dass … – Ich bin ganz allein. – Wenn ich … tue, lehnen mich andere ab.	2
Hilflosigkeit	– Keiner liebt mich. – Ich kann das nicht allein tun. – Ich bin nicht gut genug. – Andere können …, aber ich nicht.	5
Wut	– Er/Sie will mir was wegnehmen. – Ich habe recht. – Er/Sie ist schuld. – Er/Sie soll mir gehorchen. – Ich bin der Boss. – Sie hören nicht auf mich. – Sie wollen mich nicht verstehen.	10
Ohnmacht	– Ich kann ohne … nicht leben. – Nur … kann mich glücklich machen. – Ich brauche … – Mir passiert etwas, das ich nicht beeinflussen kann. – Ich habe keine Macht über mich/die Situation.	12
Eifersucht	– Mein Partner gehört mir. – Er/Sie will mir meinen Partner wegnehmen. – Er/Sie hat den anderen lieber als mich.	8
Neid	– Er/Sie ist besser, schöner, intelligenter, erfolgreicher als ich.	10
Trauer	– Er/Sie hat mich allein gelassen. – Niemand kümmert sich um mich. – Dieser Tod hätte nicht passieren dürfen.	10
Hoffnungs-losigkeit	– Die Krankheit ist unheilbar. – Ich werde nie … bekommen/sein/werden. – Keiner kann mir helfen.	5
Gier	– Ich habe nicht genug. – Ich will das haben. – Was ich nicht habe, soll der andere auch nicht haben.	9
Enttäuschung	– Er/Sie hat was, was ich nicht habe. – Er/Sie ist nicht so, wie ich das von ihm/ihr erwarte.	8

Negative Bewertungen

Viele Menschen wissen nicht, wieviel Stress durch die negative Bewertung anderer Menschen entsteht. Denken Sie nur daran, wie normal es für einige ist, schlecht über andere zu reden, sobald diese nicht in der Nähe sind. Viele halten das für harmlos – jeder lästert gerne über den anderen, schließlich eint doch das einschlägige Urteil über den Kollegen alle anderen und wähnt sie in der Sicherheit, zur Gruppe der Besseren dazuzugehören. Doch diese negativen Bewertungen entscheiden darüber, wie Sie sich fühlen. Mit jeder negativen Bewertung konzentrieren Sie sich darauf, was diese Menschen „falsch" machen. Im Grunde fördert das nur Ihre eigene Angst, irgendwann selbst etwas „falsch" zu machen oder zu versagen.

Festhalten

Dem Gehirn ist es egal, ob eine Situation gerade passiert oder ewig lange her ist. Wenn Sie sich in Gedanken an eine Person erinnern, die Sie immer noch wütend macht, sendet Ihr Gehirn an den Körper die gleichen Stresssignale, als ob die Ausgangssituation gerade passiert wäre. Sehen Sie den Nachbarn vor der Tür, der Sie vor drei Jahren beim Fest beschimpft hat und reagieren Sie immer noch mit Beschuldigungen und Verwünschungen, erfahren Sie die gleichen Gefühle wie damals: Wut, Enttäuschung, Hilflosigkeit.

Diese eine Szene könnte eine Ausnahme gewesen sein in einem sonst sehr guten Verhältnis, aber dadurch, dass Sie die alte Szene immer wieder im Geist lebendig werden lassen und an der Beschuldigung festhalten, tragen Sie die negativen Gefühle weiter mit sich herum. Schlimmer noch, ziehen Sie dadurch ähnliche Situationen an. Ist Ihr Inneres durch Misstrauen und Wut geprägt, erleben Sie diese auch im Außen. Sie ziehen das an, was Sie im Innersten fühlen.

Seelischer Stress

Wer seelisch aus dem Gleichgewicht geraten ist, hat lange Zeit die Bedürfnisse der Seele nach Achtsamkeit, Mitgefühl und Liebe unterdrückt.

Er sieht vor allem das, was uns Menschen voneinander trennt und nicht das, was uns eint.

Unruhe

Jeder Mensch hat Wunden erlitten, wurde durch andere verletzt, fühlte sich mal wertlos oder allein, mal traurig und enttäuscht, mal leer und verloren. Mit der Zeit verblassen vielleicht die Erinnerungen an die Verletzungen, aber unsere Seele vergisst nichts. Sie speichert alles Erlebte und Gefühlte und stellt einen unendlichen Schatz an Weisheit dar. Die Seele ist es, die Zugang zu unserem höheren Selbst hat, einem Selbst, das von reinem Bewusstsein und unberührter Liebe erfüllt ist.

Über die Gefühle sind wir mit unserer Seele verbunden und sie zeigen uns den für uns bestimmten Weg. Fühlen wir uns glücklich und erfüllt, ist es leicht, die Gefühle anzunehmen. Fühlen wir uns jedoch wütend, traurig oder einsam, liegt es an uns, auch diese Gefühle bewusst und liebevoll anzunehmen. Wer sie aber mit Ablenkungen wie Internet und Handy oder Genussmitteln wie Essen, Alkohol und Nikotin unterdrückt, wird zunehmend von einer Unruhe gepackt, die sich so schnell nicht mehr wegdrücken lässt. Die Gefühle bekommen ein Eigenleben. Alles wird schwer, grau und trostlos.

Selbstzweifel

Menschen, die alles gut und richtig machen wollen, rennen einem Ideal hinterher, das es so gar nicht gibt. Sie stehen nicht zu sich, wie sie jetzt sind, sondern wollen immer anders und besser sein. Angespornt durch den Vergleich mit anderen Menschen, finden sie laufend etwas, wobei sie noch nicht perfekt sind.

Die Kollegen sind ordentlicher, kommen besser mit dem Chef klar und erledigen die Aufgaben locker und entspannt in der Hälfte der Zeit. Das Gefühl der eigenen Unzulänglichkeit steigt zunehmend und treibt sie in Selbstzweifel oder gar Selbstverleugnung. Die Angst, nicht mithalten zu können, ausgegrenzt zu werden und zu versagen, bestimmt ihren Alltag.

Angst

Seelischer Stress ist vor allem geprägt durch Angst. Angst kann manchmal lebensnotwendig sein, um schnell zu handeln. Der Körper wird innerhalb kürzester Zeit in Aktionsbereitschaft versetzt. So kann er ideal auf Gefahren reagieren und diese abwehren. Zum Problem wird es, wenn wir im Alltag in ganz normalen Situationen auch mit diesem starken Gefühl der Angst reagieren, obwohl äußerlich überhaupt keine Gefahr vorhanden ist. In diesem Fall glauben wir nur in Gedanken an eine Bedrohung und der Körper reagiert, als ob er wirklich bedroht wäre. Der Alltag wird als immer bedrohlicher empfunden und die einfachsten Dinge können nicht mehr ohne Angstgefühle bewältigt werden. Es braucht dann einige Zeit, bis sich der Körper wieder beruhigt hat. In dieser Zeit können wir kaum einen klaren Gedanken denken. Es braucht enorm viel Mut und Willenskraft, um sich der Angst bewusst zu stellen.

Doch nicht jeder hat gleiche Ängste, je nach Persönlichkeit wird sie durch unterschiedliche Faktoren ausgelöst.

Menschen, die es lieben, in der Gemeinschaft zu sein und vor allem Harmonie und Geborgenheit brauchen, haben vor Konflikten mit ihren Mitmenschen Angst, denn hier werden sie gezwungen, Position zu beziehen und ihre Bedürfnisse mitzuteilen, was natürlich die geliebte Harmonie sucht auf eine harte Probe stellt.

Menschen, deren Persönlichkeitsstrukturen eher auf Erkenntnis, Neues und Interessantes ausgerichtet sind, fühlen sich direkt eingeengt durch strenge Regeln, zu viel Verantwortung oder zu viel Routine. Sie sehen schnell ihre Freiheit und ihre Aussicht auf Wachstum bedroht. Auch treibt diese Menschen die Angst, etwas zu verpassen, sie sehen sich unzählige Talkshows an, lesen immer neue Ratgeber oder Zeitschriften, um auf dem Laufenden zu bleiben.

Menschen, die sehr zielorientiert handeln, lieben es, sich mit anderen zu messen und dabei zu gewinnen. Diese Personen haben im Grunde Angst vor der Konkurrenz und davor zu verlieren. Ihr Bedürfnis, Kontrolle über ihre Umwelt auszuüben, ist grenzenlos. Es macht enorme Angst, die Kontrolle zu verlieren und so das eigene Leben nicht mehr gezielt steuern zu können.

Was entlastet Geist und Seele?

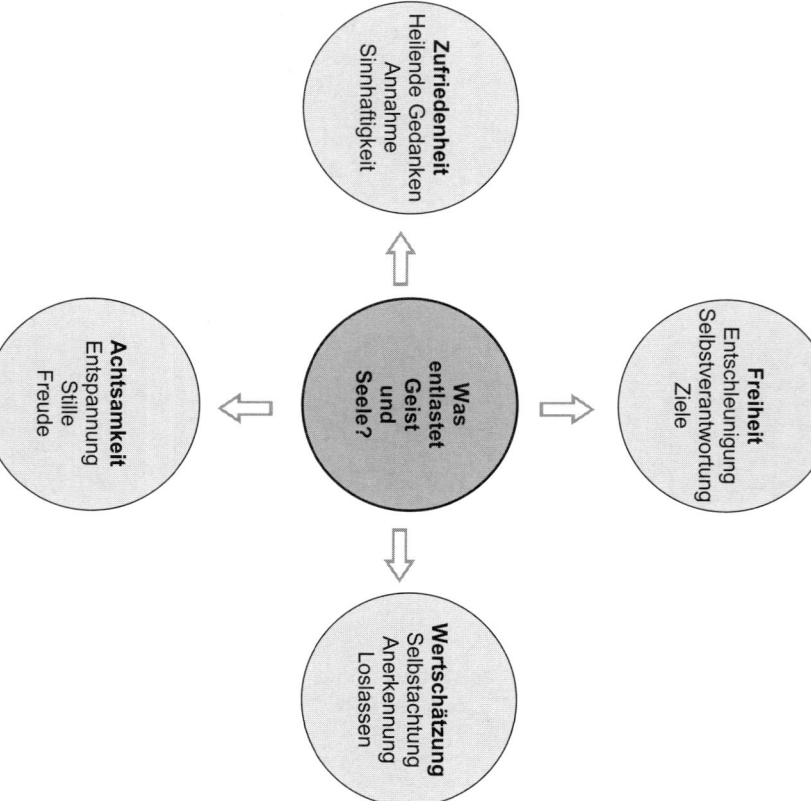

Zufriedenheit
Heilende Gedanken
Annahme
Sinnhaftigkeit

Freiheit
Entschleunigung
Selbstverantwortung
Ziele

Was entlastet Geist und Seele?

Achtsamkeit
Entspannung
Stille
Freude

Wertschätzung
Selbstachtung
Anerkennung
Loslassen

Freiheit

Wir sind unserer beschleunigten und reizüberfluteten Gesellschaft nicht hilflos ausgeliefert. Jeder Einzelne kann Entscheidungen für sein Leben treffen, in welcher Weise er darauf reagieren will. Er ist frei, sein Leben nach seinen Werten und Vorstellungen zu gestalten.

Entschleunigung

In vielen Burnout-Kliniken spricht man von sogenannten „Fastenvereinbarungen". Das heißt, dass die Patienten die ersten 10 Tage einer Kur auf Genussmittel wie Alkohol und Zigaretten, auf Ablenkungen wie Handy, Internet, Fernsehen und sogar auf jeglichen Kontakt nach außen verzichten. Für manche klingt das wie eine Strafe, doch Verzicht ist eine Tugend! Und Tugenden sind nicht dazu da, uns zu bestrafen, sondern uns von Innen her zu heilen. Die Tugend, die hier gleich noch greift, ist die Geduld. Wir brauchen erst einmal Geduld, denn eine Heilung von einer chronischen Erschöpfung braucht Zeit. Es kann Jahre dauern, bis wir fähig sind, den Anforderungen anderer zu widersprechen oder die gewünschten Veränderungen in den Alltag zu integrieren. Die Zeit, die wir dem Körper über Jahre nicht gewidmet haben, können wir nicht in zwei Wochen wieder aufholen.

Wir müssen lernen, mit der Zeit bewusst umzugehen und das bedeutet: Nein zu sagen, wenn jemand zu viel fordert; Emails zu organisieren, indem man sie nur zu einer bestimmten Zeit abruft und nur derjenige im Büro in den Verteiler gesetzt wird, der direkt damit zu tun hat; auf dem Schreibtisch Ordnung zu halten und die Arbeit nicht zum Beweis der eigenen Wichtigkeit aufzutürmen; Dinge pünktlich zu erledigen und nicht ewig vor sich herzuschieben.

Selbstverantwortung

Viele Menschen sind überzeugt davon, Stress sei etwas, das ihnen geschieht, ohne dass sie ihn steuern könnten. Vielen Situationen fühlen sie sich hilflos ausgeliefert. Sie meinen, Erwartungen anderer erfüllen zu müssen, obwohl diese nie klar kommuniziert wurden. So geraten sie zunehmend unter Druck, den sie als etwas von ihnen Getrenntes sehen und dem sie verzweifelt davonzulaufen versuchen.

Der Druck, den die meisten Menschen fühlen, ist aber nicht etwas Äußeres, sondern etwas, das sie selbst durch ihr Denken und Handeln, oft unbewusst, erschaffen. In dem Augenblick, in dem sie erkennen, dass sie selbst maßgeblich dazu beigetragen haben, Stress zum Bestandteil ihres

Lebens werden zu lassen, kommen sie wieder in ihre Kraft. Sie sind nicht länger „Opfer" des Stresses, dem sie völlig machtlos gegenüber stehen. Sie entscheiden dann bewusst, ob sie sich Stress machen oder anders reagieren wollen.

Geist und Seele werden entlastet durch die Übernahme von Verantwortung. In jeder Situation können wir Entscheidungen für oder gegen eine Situation treffen. Wir sind nicht gezwungen, etwas zu tun. Unsere Entscheidungen können zwar enorme Einschnitte auf einer Ebene bringen, auf anderer Ebene jedoch einen puren Gewinn – an Lebensqualität. Es gilt, das Bestmögliche aus einer Situation zu machen.

Ziele

Wenn Sie Verantwortung für Ihr Leben übernommen haben, wissen Sie bereits, dass alles gut ist, wie es jetzt ist. Sie selbst haben das Jetzt erschaffen. Es hat einen Sinn, dass Sie jetzt da stehen, wo Sie stehen. Nun kön-

Übung:

- Was möchten Sie erreichen? Welche Ziele haben Sie?
- Wie möchten Sie sich fühlen?
- Woran werden Sie erkennen, dass Sie Ihr Ziel erreicht haben?
- Woran werden Ihre Familie, Ihre Kollegen, Ihre Freunde erkennen, dass Sie Ihr Ziel erreicht haben?
- Welche Rückschläge könnte es geben? (Andere könnten sagen: Du meinst wohl, du bist was Besseres, dass du jetzt früher nach Hause gehst, was? Oder sie könnten sich hinter Ihrem Rücken gegen Sie verbünden und Sie hätten das Zugehörigkeitsgefühl nicht mehr durch gegenseitiges Jammern und Beklagen der Umstände.)
- Wie könnten Sie darauf reagieren, um das Ziel nicht zu gefährden?
- Warum ist es Ihnen so wichtig, Ihr Ziel zu erreichen?
- Was soll sich dadurch erfüllen, dass Sie Ihr Ziel erreichen?

Notieren Sie abends, wie Sie heute Ihrem Ziel einen Schritt näher gekommen sind!

nen Sie die Vergangenheit ruhen lassen, die Gegenwart spüren und die Zukunft neu erschaffen. Sie können sich fragen, was Sie in Ihrem Leben noch erreichen möchten. Dafür stellen Sie sich Ihr Ziel vor Ihrem geistigen Auge genau vor und nehmen Sie die Gefühle wahr, die entstehen, wenn Sie Ihr Ziel so vor sich sehen! Dann sind Sie direkt in dem Energiezustand des Ziels und werden schneller Erfahrungen anziehen, die dem Ziel näher kommen. Das erfordert Übung und Ausdauer. Lernen Sie mit Rückschlägen umzugehen, indem Sie diese vorher einplanen. Ein Rückschlag bedeutet nicht, dass Ihr Ziel nicht zu erreichen wäre, es bedeutet lediglich, dass Sie sich dieses Mal neu und besser ausrichten.

Zufriedenheit

Wir kommen mit uns selbst und anderen wieder in Frieden, wenn wir dem, was geschieht, einen Sinn beimessen. Wir verlieren uns nicht länger in endlosen Grübelschleifen nach dem „Warum?", sondern fragen ganz gezielt nach dem „Wozu?".

Heilende Gedanken

Wir müssen lernen, unsere Gedanken zu lenken, sie für uns anstelle gegen uns arbeiten zu lassen. Denn jeder Gedanke ist Energie und löst in unserem Körper Gutes oder Schlechtes aus. Fokussieren Sie sich auf Gelassenheit, Ruhe, Frieden, Heilung, dann weiß Ihr Körper, in welche Richtung es gehen soll und erschafft Möglichkeiten und Wege, um Sie gelassener und friedlicher sein zu lassen. Unterstützen kann Sie hierbei das Aufschreiben der Gedanken und Wünsche, wie z. B. „Ich wünsche mir eine gute Beziehung zu meinem Chef trotz hoher Anforderungen" oder „Ich wünsche mir eine offene und ehrliche Kommunikation unter meinen Kollegen". So wird sich langsam aber sicher Ihr Blickwinkel ändern. Sie lernen auf einmal Gleichgesinnte kennen, die nicht nur über ihr Dasein jammern, sondern verantwortungsbewusst leben. Sie gehen in eine Buchhandlung und entdecken genau das Buch, das zu diesem Thema passt. Sie sehen einen Liegestuhl vor Ihrem Lieblingscafé und gehen nicht achtlos an ihm vorbei, sondern legen sich rein! Und wenn

Sie darin liegen, danken Sie Gott dafür, dass sich Ihr Bewusstsein geändert hat. Sie werden nicht umhin kommen, dabei zu lächeln!

Annahme

Wir wissen alle, dass wir regelmäßig Entspannung, Bewegung und gute Ernährung brauchen, um zufrieden, fit und ausgeglichen zu sein. Meistens wissen wir das allerdings nur auf der bewussten Ebene, auf der unbewussten Ebene scheint etwas dagegen zu steuern und gewinnt nur allzuoft. Immer, wenn Sie sich verändern wollen, gibt es den „alten" Persönlichkeitsanteil, der dagegen rebelliert, weil er ja sozusagen „abgesetzt" werden soll. Jeder Wunsch nach Ihrem „besseren" Selbst (der Zukunft) hat automatisch die Ablehnung Ihres „schlechteren" Selbst (der Vergangenheit) zur Folge. Indem Sie nun alle Ihre Persönlichkeitsanteile und deren Wünsche und Absichten erkennen und berücksichtigen, beginnt die Veränderung, die Sie sich wünschen! Sie glauben gar nicht, wie leicht es danach ist, eine einheitliche Linie zu verfolgen. Annehmen, was ist, meint, sich selbst mit seinen ganzen Persönlichkeitsanteilen so zu akzeptieren, wie man ist. Dann geschieht Veränderung.

Übung:

Stellen Sie sich vor, Sie hätten sich morgens vorgenommen zu joggen und wären aber dann doch im Bett liegen geblieben. Schließen Sie Ihre Augen und beobachten Sie, wie Ihre beiden Persönlichkeitsanteile vor Ihrem inneren Auge erscheinen. Nun widmen Sie sich zuerst dem Anteil, der im Bett liegen bleiben will. Fragen Sie ihn, welche positive (!) Absicht hinter seinem Verhalten steht, im Bett liegen zu bleiben. Nehmen wir an, er sagt: Ruhe, Geborgenheit, Gut, würdigen Sie das! Dann gehen Sie zum anderen Teil über, der joggen will. Fragen Sie auch ihn, welche positive Absicht hinter seinem Verhalten steht. Nehmen wir an, er sagt: Fitness, Konzentration, Entspannung. Würdigen Sie auch das! Wie fühlt sich das an, beide Anteile zu würdigen? Fragen Sie nun beide Anteile nach Lösungsvorschlägen oder Kompromissen. Sie werden erstaunt sein, wie präzise geantwortet wird.

Sinnhaftigkeit

„Warum bin ich auf der Welt?", ist sicherlich eine Frage, an der niemand vorbeikommt. „Empfinde ich mein Leben als sinnvoll und wenn ja, was ist der Sinn meines Lebens?" Wer darauf eine positive Antwort gefunden hat, lebt zufriedener, weil er sich in einem größeren Zusammenhang erlebt. All die Dinge, die ihm geschehen, haben dann den tieferen Sinn, an ihnen innerlich zu wachsen, dazuzulernen.

Die Beantwortung der Sinnfrage allein reicht allerdings nicht aus, um ein erfülltes Leben zu führen. Es braucht auch die Entscheidung, nach diesem Sinn sein Leben auszurichten. Das kann nur geschehen, indem Werte gelebt werden, sei es im Beruf oder im Privaten.

Übung:

- Warum sind Sie auf der Welt?
- Welchen Sinn hat Ihr Leben?
- Wozu lohnt es sich zu leben?
- Was können Sie selbst dazu beitragen, mehr Sinn in Ihrem Leben zu erfahren?

Wertschätzung

Wir gelangen zu einem emotional ausgeglichenen Leben, indem wir Vergangenes loslassen, unsere Mitmenschen und vor allem uns selbst achten und wertschätzen.

Loslassen

Nur wenn wir bereit sind, die Verletzungen der Vergangenheit loszulassen, können wir uns von den Gefühlen lösen, die enormen Stress auslösen und damit bessere, gute Gefühle zulassen. Dazu müssen alle Gefühle liebevoll angenommen werden, die aufsteigen. Wut, Verzweiflung, Angst, Trauer – sie lösen sich bei liebevoller Betrachtung auf. Nur durch radikale Vergebung, tief empfundene Dankbarkeit und alles einende Liebe sind wir fähig, zu dem Frieden in uns zu gelangen, den wir uns schon so lange gewünscht haben.

Übung:

Nur mal angenommen, Sie gehen heute Abend zu Bett und in der Nacht würde ein Wunder geschehen, in dem Ihr Problem gelöst würde. Woran würden Sie morgens erkennen, dass das Wunder geschehen ist? Woran würden andere erkennen, dass das Wunder geschehen ist? Was ist anders? Wie fühlen Sie sich?

Anerkennung

Anderen Menschen mit Respekt zu begegnen, halten wir für erstrebenswert, doch halten wir es auch für so wichtig, dass unser eigenes Wohlbefinden maßgeblich davon abhängt?

Mit der einfachen Entscheidung, sich für eine gewisse Zeit nur noch auf das zu konzentrieren, was die anderen in Ihrer Umgebung gut und richtig machen oder was Ihnen an diesen Personen gefällt, passiert etwas ganz Entscheidendes: Je mehr Sie den anderen so akzeptieren, wie er ist, und je mehr Sie seine Leistungen und Bemühungen anerkennen, desto mehr können Sie sich auch selbst und Ihre Leistungen annehmen. Sie werden zufriedener und gelassener.

- Je schlechter Sie über andere reden und denken, desto schlechter fühlen Sie sich.
- Je besser Sie über andere reden und denken, desto besser fühlen Sie sich.

Übung:

Bitte legen Sie nun das Buch beiseite. Ja, jetzt! Schreiben Sie auf einen Zettel untereinander die Personen, denen Sie heute im Laufe des Tages begegnet sind wie Kollegen, Freunden, Nachbarn. Nun schreiben Sie daneben Eigenschaften, die Sie an diesen Menschen besonders schätzen. Wiederholen Sie diese Übung so viele Tage, bis Sie merken, dass sich Ihr Blickwinkel geändert hat. Das geht vielleicht nicht so schnell und ist auch nicht immer einfach, weil man meint, die Personen doch gar nicht gut zu kennen, aber mit der Zeit bekommen Sie einen Moment in sich hinein. Wie fühlen Sie sich, wenn Sie sich bewusst auf die guten Seiten eines Menschen konzentrieren?

Selbstachtung

Sich selbst zu achten, bedeutet, zu seinen Stärken genauso wie zu seinen Schwächen stehen, zu seinen Erfolgen genauso wie zu seinen Niederlagen. Diese Person achtet ihre negativen Gefühle genauso wie ihre positiven, sie übernimmt Verantwortung für alles, was je in ihrem Leben geschehen ist, und freut sich auf das, was noch kommen mag. Sie lebt ihre Werte und verfolgt ihre Sehnsüchte. Sie fühlt sich geliebt und wertvoll. Sie ist anderen gegenüber mitfühlend und hilfsbereit. Und wenn nötig, ist sie bereit, auch sich selbst zu verzeihen. Sie kann sich voll und ganz auf sich selbst verlassen, weil sie mit ihrem Innersten verbunden ist. Das schützt sie gegen viele Widrigkeiten des Lebens.

Übung:

Fragen Sie sich in schwierigen Situationen: Was würde der stärkste, mutigste oder liebevollste Teil meiner Persönlichkeit jetzt tun? Und dann tun Sie es!

Achtsamkeit

Wenn wir mit unserer Seele achtsam umgehen und sie regelmäßig pflegen, indem wir uns tief entspannen und in die Stille gehen, gelangen wir zur wahren Freude.

Entspannung

Eine ganz wichtige Voraussetzung für mehr Achtsamkeit und Gelassenheit im Leben ist Entspannung. Ein entspannter Geist ist konzentriert, klar, kreativ, weise und löst Gefühle aus wie Wohlbehagen, Glück und Zufriedenheit.

Wichtig bei jeder Form der Entspannung ist es, diese in ganz kleinen Schritten mit ganz wenig Zeitaufwand in den Alltag einzubauen. Die Entspannung sollte nicht zu einer zusätzlichen Belastung werden. Nicht selten brauchen Menschen, die sich endlich für einen Yogakurs entschieden haben, schon alleine eine Stunde, um den Stress abzubauen, der nur durch die Teilnahme an dem Kurs entstanden ist! Machen Sie Entspannung nicht zu etwas, dass abgetrennt von Ihrem normalen Leben statt-findet. Erlernen Sie einfache Übungen, um diese mitten im Alltag einzu-bauen. Jedes tiefe Einatmen in den Bauch und langsame Ausatmen, bringt Entspannung. Jedes kurze Innehalten und Aufmerksamsein dafür, was jetzt im Augenblick um einen herum geschieht, bringt Entspannung. Ideal ist zur Mittagszeit ein kurzer Spaziergang oder ein kleines Nicker-chen, damit das Gehirn kurz abschalten kann.

Zudem erweitert Entspannung Ihren Bewusstseinshorizont. Wenn Sie entspannen, gehen Sie auf eine andere, höhere Bewusstseinsebene. Sie bekommen Zugang zu Ihrer inneren Stimme, Ihrer Intuition, Ihrer Seele. Sind Sie innerlich wach und aufmerksam, öffnen Sie sich für Lö-sungen, die einen langfristigen Erfolg versprechen.

Übung:

Nehmen Sie sich irgendeinen Gegenstand, den Sie öfter am Tag be-rühren, wie Ihren Schlüssel, Ihre Kette, Ihre Krawatte, Ihren Ring oder Ihre Brille. Nehmen Sie den Gegenstand für ein paar Minuten in die Hand und werden Sie ganz ruhig, atmen Sie dreimal hinter-nander bewusst tief in den Bauch ein- und aus. Am Anfang können Sie eine Hand auf Ihren Bauch legen, damit Sie auch wirklich in den Bauch atmen. Verbinden Sie nun dieses Gefühl der Ruhe mit dem Gegenstand. Er soll Ihnen ab jetzt als ein Symbol für Ruhe gelten. Jedes Mal, wenn Sie den Gegenstand in der Zukunft berühren, wer-den Sie sich an das Gefühl erinnern und dreimal ein- und ausatmen.

Stille

Um innerlich still zu werden, schließen wir die Augen, damit wir nicht abgelenkt werden und die Konzentration nicht verloren geht. Wir sorgen dafür, dass wir in dieser Zeit nicht gestört werden durch Anrufe, Besuche o. Ä. Wir setzen uns in Ruhe hin und konzentrieren uns bewusst auf das, was sich nun zeigt. Kommen Gedanken hoch, beobachten wir diese ganz konzentriert. Kommen Gefühle hoch, beobachten wir auch diese. Wir sind dieser Beobachter, wir bewerten nichts.

So kann alles still werden in uns und und ein Gefühl von tiefer Geborgenheit und Liebe zeigt sich. Unsere Seele hat sich Bahn gebrochen, wir sind zu ihr durchgedrungen.

Bekommt unsere Seele von Zeit zu Zeit Aufmerksamkeit und Mitgefühl, kann sie sich erholen, wieder aufblühen und uns ganz wichtige Wege aufzeigen. Wer vor jedem bedeutenden Handeln diese innere Stille herstellt, wird verwundert sein, wie konzentriert, leistungsstark und kraftvoll er danach ist. Die Verbindung mit unserer Seele erinnert uns daran, dass wir mehr sind als Körper, Gedanken und Gefühle. Wir spüren, wer wir sind und wofür wir leben.

Übung:

Besuchen Sie einen Ort der Stille wie eine Bibliothek, einen Wald oder eine Kirche. Fühlen Sie diese Stille und den Frieden, der von solchen Orten ausgeht. Beobachten Sie Ihre Gedanken und Gefühle, bis diese sich auflösen und Sie ganz still werden.

Freude

Wer still wird und sich mit seiner Seele verbindet, entdeckt die ursprüngliche Freude am Leben wieder. Sie war und ist immer zuerst in uns zu finden, damit wir sie auch im Außen sehen und weitergeben können. So belegen zahlreiche Glücksstudien, dass Menschen nicht glücklich werden durch Status, Geld oder Schönheit, sondern dadurch, Dankbarkeit zu empfinden, vergeben zu können, eine spirituelle Ausrichtung zu haben, persönliche Ziele und Aufgaben zu erreichen, ein Ehrenamt auszuüben und vor allem soziale Beziehungen zu pflegen. Freude verwirklicht sich im guten Verhältnis zu Nachbarn, Freunden, Geschwistern und Kollegen. In einer aktuellen Studie wurde herausgefunden, dass ein glücklicher Freund, der in der Nähe wohnt, die Chance auf das eigene Glück um 25 Prozent erhöht! Auch in der Nähe wohnende Geschwister und unmittelbare Nachbarn können einen enormen positiven Einfluss auf unser Glück haben, vorausgesetzt wir leben in gegenseitigem Respekt miteinander.

Freude ist vor allem jedoch in den kleinen Dingen des Alltags zu finden, darin sind sich alle Forscher einig. Jeden Sonntag mit der Familie frühstücken, einmal in der Woche mit Freunden in die Sauna gehen oder mit den Kollegen zum Squash, schafft Rituale, die uns ein Gefühl von Geborgenheit, Sicherheit und Beständigkeit geben. Ebenfalls, Hobbies zu pflegen wie Sport, Lesen, Kunst und Kultur, ganz ohne etwas leisten zu müssen, sind wichtig. Diese Freude am zweckfreien Tun ist keine Zeitverschwendung. Wir brauchen Bereiche, in denen wir einfach nur da sind – aus purer Freude am Leben.

Übung:

Wann sind Sie erfüllt von Freude? Nennen Sie konkrete Situationen!
Welche Menschen tragen dazu bei, dass Sie sich glücklich fühlen?
Wie oft sehen Sie diese Menschen?

Der Test: Wie erschöpft sind Sie?	ja	nein
• Denken Sie in letzter Zeit häufiger darüber nach, auf eine einsame Insel zu fliehen?	☐	☐
• Wird Ihnen manchmal alles zu viel?	☐	☐
• Haben Sie oft das Gefühl, Sie können machen, was Sie wollen, es ist nie genug?	☐	☐
• Gehen Sie immer öfter mit einem schlechten Gefühl zur Arbeit?	☐	☐
• Ist Ihr Arbeitsplatz gefährdet?	☐	☐
• Tragen Sie viel Verantwortung in Ihrem Beruf?	☐	☐
• Sind Sie in einem helfenden Beruf tätig?	☐	☐
• Sind Sie der Meinung, ohne Sie würde auf der Arbeit nichts funktionieren?	☐	☐
• Fehlt Ihnen oft die Zeit für eine Mittagspause?	☐	☐
• Grübeln Sie viel, ohne danach eine Lösung parat zu haben?	☐	☐

	ja	nein

- Gehen Sie häufig abends gegen 21 Uhr schlafen, weil sie sich nicht mehr wach halten können und schlafen dann nur bis 3 oder 4 Uhr? ☐ ☐

- Fürchten Sie sich davor, zur Ruhe zu kommen? ☐ ☐

- Denken Sie vor dem Schlafengehen darüber nach, was Sie alles noch nicht erledigt haben? ☐ ☐

- Fühlen Sie sich tagsüber oft müde und niedergeschlagen? ☐ ☐

- Wachen Sie morgens öfter zermürbt als erholt auf? ☐ ☐

- Wenn Sie morgens wach werden, kreisen Ihre Gedanken sofort um ein bestimmtes Thema? ☐ ☐

- Fühlen Sie sich öfter unruhig, auch wenn es dazu eigentlich gar keinen Anlass gibt? ☐ ☐

- Fragen Sie sich in letzter Zeit häufiger nach dem Sinn Ihrer ganzen Bemühungen? ☐ ☐

- Fürchten Sie sich vor Veränderungen? ☐ ☐

- Haben Sie keine Lust mehr auf Treffen mit Freunden? ☐ ☐

- Greifen Sie in stressigen Zeiten öfter zu Alkohol oder Zigaretten? ☐ ☐

- Sind Sie in letzter Zeit leicht reizbar? ☐ ☐

- Machen Sie viele Überstunden, weil Sie den Anforderungen sonst nicht gerecht werden? ☐ ☐

- Ist der erste Blick morgens der auf Ihr Handy? ☐ ☐

- Haben Sie Schmerzen, deren Ursache sich nicht auffinden lässt? ☐ ☐

- Haben Sie einen Pflegefall in der Familie, der Sie zusätzlich belastet? ☐ ☐

- Häufen sich in letzter Zeit Vorwürfe Ihres Partners oder Ihrer Kollegen über Ihre Unzulänglichkeit? ☐ ☐

- Haben Sie immer weniger Lust, einer Freizeitbeschäftigung nach-zugehen? ☐ ☐

- Fühlen Sie sich manchmal als Versager, weil Sie meinen, Sie hätten besser sein können? ☐ ☐

- Haben Sie abends das Gefühl, nichts geleistet zu haben? ☐ ☐

Lösung:

Überwiegend Nein:

Sie lassen sich nicht so schnell aus der Ruhe bringen. Sie haben Freunde und Familie, auf die Sie sich verlassen können. Sie haben einen Beruf, der Ihnen Freude macht, wissen sich aber auch in Ihrer Freizeit wunderbar zu beschäftigen. Sie schätzen Ihr Leben und achten auf sich.

Hälfte Ja, Hälfte Nein:

Sie haben zeitweilig viel Stress, aber dennoch ist es so, dass Sie ein stabiles Umfeld haben, das Sie zur Not auffängt. Sie kennen Ihren Wert und könnten sich auch vorstellen, Ihren Beruf zu wechseln, wenn es Ihnen zu viel wird. Dennoch ist Vorsicht geboten, achten Sie auf sich und sagen Sie, wenn es Ihnen zu viel wird. Mit Ihren Bedenken müssen Sie nicht gleich zum Personalchef gehen, es reicht, wenn Sie das mit Ihrem Partner oder einem guten Freund besprechen. Eine ehrliche Bestandsaufnahme wirkt oft Wunder!

Überwiegend Ja:

Sie arbeiten viel und können nicht richtig abschätzen, wann Sie eine Pause brauchen. Sie wollen gern alles geben, doch Sie fühlen sich erschöpft und wissen nicht, woher Sie noch die Kraft nehmen sollen. Ein erster Schritt in Ihrer Situation ist sicherlich der Gang zum Arzt, der Sie körperlich durchcheckt und Ihnen wichtige Unterstützung bietet. In naher Zukunft sollten Sie sich eine Auszeit nehmen, in der Ihr Körper sich erholen kann und Sie Zeit haben, über mögliche Veränderungen innerhalb Ihres Arbeitsplatzes nachzudenken. Vielleicht ist ja ein Abteilungswechsel möglich, oder Sie erkennen auf einmal Wünsche wieder, die lange verborgen waren.

Teil III: Die 12 Schüßler-Salze für ein sinnvolles und glückliches Leben

Auf der Suche nach einem sinnvollen und glücklichen Leben

Wir alle tragen eine Sehnsucht in uns, unser Leben sinnvoll zu gestalten und Glück zu erfahren. Wann waren Sie das letzte Mal richtig glücklich? Der berühmte Philosoph Sören Kierkegaard sagte einmal: „Die Tür zum Glück geht nach außen auf."

Wir selbst können auf unser Glück zugehen, indem wir unsere Gestaltungsmöglichkeiten erkennen und nutzen. Ein Lottogewinn, so fanden Forscher heraus, erzeugt kurzfristige Glücksgefühle; aber diese verschwinden genauso schnell wie sie gekommen sind. Glückliche Menschen zeichnen sich dadurch aus, dass sie das, was sie haben, auch wollen. Wer innerlich mit dem übereinstimmt, was sein Leben ausmacht, hat eine gute Voraussetzung, um glücklich zu sein.

In dem Spannungsverhältnis zwischen dem, was wir haben und dem, was wir (noch) wollen, entsteht unsere Zukunft. Wenn wir uns an unseren Möglichkeiten orientieren, haben wir gute Aussichten, ein erfülltes und auch glückliches Leben zu führen – Überraschungen eingeschlossen.

Ich habe jedem der 12 Schüßler-Salze eines der Themen zugeordnet, die die „Menschwerdung" auf der Ebene der 12 Schüßler-Salze widerspiegeln. Charakterliche Strukturen werden vor diesem Hintergrund verständlicher und sind bei den einzelnen Salzen detailliert dargestellt.

Die großen „Lebensthemen" der 12 Schüßler-Salze:

Nr. 1: Der Mensch kommt in die Welt.

Nr. 2: Der Mensch entwickelt sich und willigt in sein Leben ein.

Nr. 3: Der Mensch ist im Austausch mit sich und der Welt.

Nr. 4: Der Mensch erlebt die Welt.

Nr. 5: Der Mensch gestaltet sein Leben.

Nr. 6: Der Mensch verhält sich zu sich selbst, seinen Gefühlen und Bedürfnissen.

Nr. 7: Der Mensch will (an-)erkannt werden.

Nr. 8: Der Mensch will glücklich sein.

Nr. 9: Der Mensch bringt seinen Willen zum Ausdruck.

Nr. 10: Der Mensch will im Einklang mit sich und seiner Umwelt leben.

Nr. 11: Das große Glück des Menschen ist das innere Wissen, geliebt zu werden.

Nr. 12: Glücklich zu sein braucht Gelassenheit, Vertrauen und Verzicht!

Die 12 Schüßler-Salze

Die Schüßler-Salze und ihre Wirkung haben sich in ihrer fast 140-jährigen Geschichte immer wieder bestätigt. Ihr Impuls bringt den Menschen „in Bewegung". Da die Prozesse auf der körperlichen Ebene immer verknüpft sind mit der seelischen und mentalen Ebene, kann der feine Impuls der Schüßler-Salze Beginn eines Prozesses sein, der dem Menschen bis dato nicht erkannte Entwicklungspotenziale in seinem Leben eröffnet. Ähnlich einem Tropfen, der auf einer glatten Wasseroberfläche größer werdende Kreise auslöst.

Oft stellen Menschen, die die Schüßler-Salze bei körperlichen Störungen anwenden, fest, dass sie auch psychisch belastbarer werden. Eine Frau, die Nr. 9 Natrium phosphoricum wegen Sodbrennen angewendet hatte, schrieb mir begeistert, dass sie seitdem nicht mehr so reizbar sei. Sie könne endlich wieder das Zusammensein mit ihren Kindern genießen und empfinde sich selbst als liebevoller. Ein wunderschöner Zuwachs an Lebensqualität!

Umgekehrt genauso: Die Anwendung aufgrund seelischer Befindlichkeitsstörungen führt häufig zu der Erkenntnis, dass körperliche Beschwerden „verschwinden". Ein Mann, der wegen seiner Erschöpfung und Energielosigkeit Nr. 5 Kalium phosphoricum genommen hatte, berichtete, dass sein chronisches Zahnfleischbluten „verschwunden" sei.

Unser Leben ist eingebettet in ein inneres und ein äußeres Milieu. Jeder Mensch findet sich in einer physischen und sozialen Umgebung vor und ist mit Anlagen ausgestattet, die er nicht gewählt hat. Alles kommt nun darauf an, wie er sein Leben in dieser Welt gestaltet. Hierbei spielt es eine große Rolle, ob der Mensch mutig und frei ins Leben schreitet oder ängstlich und gespannt abwartet. Eine hohe Anspannung beispielsweise erhöht auch den Grundumsatz des Menschen an Mineralstoffen, insbesondere an Calcium fluoratum, enorm.

Mir wird häufiger die Frage gestellt: „Verändern die Schüßler-Salze den Charakter?" Eine Frage, aus der die Hoffnung schimmert, dass die Veränderung des Menschen wie von selbst, ohne Anstrengung, gelingen könnte. Das scheint mir nicht möglich. Veränderung ist immer mit Auseinandersetzungen, häufig sogar mit Kampf und auch Verletzungen verbunden. In jedem Menschen schlummern Möglichkeiten, anders sein zu können. Das ist unsere Hoffnung und kann Mut machen, Veränderungen aktiv anzugehen.

„Der Mensch ist Person, hat Charakter und wird Persönlichkeit."
Viktor Frankl

In den folgenden Darstellungen sollen Anhaltspunkte aufgezeigt werden, die in einer aktiven Bearbeitung zur Entlastung des Menschen beitragen können und die das Verständnis für den betroffenen Menschen erhöhen. Die Mineralstoffgabe selbst kann den Menschen stärken, aber die charakterlichen Strukturen nicht verändern.

Lebenslang hat jeder Mensch immer wieder eine Chance, in der Auseinandersetzung mit seinem konkreten Leben seine Persönlichkeit zu entwickeln. Unsere Erfahrungen und Beziehungen, unsere Bewertungen und die Verantwortung, die wir sehen und wahrnehmen, sind hierfür die Grundlage.

Das leisten die Schüßler-Salze:

Schüßler-Salze geben den Impuls zur Veränderung. Sie stärken die physischen Kräfte des Menschen. Ein vitaler Mensch ist eher bereit, sich von Verhaltensstrukturen zu lösen und Veränderungen mutig anzugehen.

In den folgenden Beschreibungen werden zunächst die körperlichen Funktionen der 12 Schüßler-Salze in Form eines Steckbriefes kurz dargestellt. Die Darlegungen zu der seelischen und mentalen Ebene basieren auf

a) Bezügen zu den körperlichen Funktionen,
b) Beobachtungen, die sich ausreichend in der Praxis bestätigt haben,
c) Erfahrungen und Anwendungen aus der Literatur zur Biochemie nach Dr. Schüßler.

Nr. 1: Calcium fluoratum (D 12)
(Kalziumfluorid)

Der Mensch kommt in die Welt!

Steckbrief Nr. 1 Calcium fluoratum:

Körperliche Ebene
Calcium fluoratum

⇨ reguliert die **Elastizität der Gewebe** und unterstützt deren Fähigkeit, sich zu dehnen und wieder zusammenzuziehen.

⇨ **stärkt die Haut** bei regelmäßiger Anwendung und auch eine aufrechte **Körperhaltung.**

⇨ unterstützt die **Bindung des Hornstoffs** (Keratin).

⇨ wichtig für den **Aufbau der Haare, Nägel, der Oberschicht der Haut.**

⇨ kräftigt **Gefäßwände.**

⇨ stabilisiert und stärkt die Knochen und Zähne. Prophylaktische Anwendung unterstützt einen festen, elastischen Körperbau und den gesunden Aufbau des Zahnschmelzes.

Nr.1: Calcium fluoratum (D 12)

Besonderheit:

Außer in akuten Situationen, z. B. Bänderdehnungen, über einen längeren Zeitraum, der mehrere Monate umfasst, anwenden. Gute Unterstützung bietet die äußere Anwendung von Calcium fluoratum in Form von Auflagen, Bädern, Salben, Cremes und Lotionen.

Seelische und mentale Ebene

Themen:

⇨ der Schutz des eigenen Lebens und die Abgrenzung zu anderen Menschen,

⇨ die Haltung und die notwendige Flexibilität, die die unterschiedlichen Lebenssituationen erfordern.

Situationen, die Stress erzeugen

- Reizüberforderung
- erhöhte Leistungsanforderungen
- Berufswechsel
- fehlende Anerkennung

Belastende Gefühle

- unsicher
- unruhig
- überspannt
- ängstlich

Affirmationen*

- Ich bin geborgen
- Ich bin ruhig
- Ich bin ausgeglichen
- Ich bin im Vertrauen

* Affirmationen

Die Affirmationen („bejahende Sätze") sollten jeden Tag wiederholt, ausgesprochen und gefühlt werden. Dadurch kann eine der Akupunktur vergleichbare Stabilisierung des Energieflusses in den zugehörigen Meridianen entstehen.

Schutz

Nur wer seinen eigenen Lebensraum als stabil erfährt, erlebt Schutz. In Analogie zu allen lebenswichtigen Organen, wie Gehirn, Herz oder Lunge, die von Knochen umgeben geschützt sind. Menschen, die sich in ihrem Da-Sein nicht angenommen fühlen, versuchen vielleicht durch Äußerlichkeiten werwoll nicht zu erscheinen. Sie versuchen, ihre Daseinsberechtigung zu erarbeiten durch Nettsein, durch Leistung, oder sie definieren sich über Karriere, Besitz, Sexualität. Wer stark um einen guten Eindruck bei anderen und deren positive Rückbestätigung bemüht ist, steht unter großer Anspannung und hat einen hohen Bedarf an Calcium fluoratum.

Er muss Äußerlichkeiten zeigen, von denen er annimmt, dass sie für die gesellschaftliche Anerkennung erforderlich sind: z. B. ein tolles Auto, schicke Kleidung, Urlaubsreisen, eine gut aussehende Frau. Oder er muss herausragende Leistungen erbringen: z. B. berufliche Abschlüsse, Karriereschritte. Solch eine herausragende Leistung kann auch das Verhalten eines Kindes sein, das versucht die Bestätigung der Erwachsenen durch besonderes Nett- und Bravsein zu bekommen. Oder im Gegenteil: das Kind verweigert jegliche Leistung und zieht durch Verhaltenskapriolen die Aufmerksamkeit auf sich. Erscheinungsformen, die auf einen besonderen Eindruck bei anderen Menschen gerichtet sind, verweisen auf einen hohen Bedarf an Calcium fluoratum.

Hinter diesen Erscheinungsformen verbirgt sich eine Grundfrage unseres Menschseins:

● Der Mensch will da sein können!

Wir sind darauf angewiesen, dass ein Raum für unser Sein und unsere Entwicklung zur Verfügung gestellt wird. Nur so können wir unsere Kraftseite entwickeln, unsere Fähigkeiten.

Raum

Die Haut ist das Kontaktorgan zur Umwelt. Sie nimmt auf, sie wehrt ab. Was für unseren Körper einfach nachvollziehbar ist, gilt auch für unsere

Seele. Wir nehmen äußere Reize auf oder wehren sie ab. Wie viel wir aufnehmen, das hängt auch davon ab, was wir zulassen und aufnehmen können. Ein Mensch, der alle Anforderungen und Reize, die von außen kommen, zulässt, kann sich überfordern. Für Kinder ist es sehr wichtig, in einem „geschützten Raum" zu leben. Sie benötigen eine Grundlage, von der aus sie ihre Umwelt kennen lernen können. Kinder, die zahlreichen Eindrücken ausgesetzt werden oder die nicht erfahren dürfen, dass sie beschützt werden, haben große Schwierigkeiten eine „gesunde" Abgrenzung zu entwickeln.

Menschen, die sich nicht abgrenzen können, zeigen dies in unterschiedlicher Weise:

1. Ein Mensch nimmt alles an, alles in sich auf. So kommt auch das Gefühl auf, dass andere Menschen die (gewünschten) Grenzen überschreiten. Umgangssprachlich kennen wir die „dünne Haut". Wenn Sie beispielsweise jede Anfrage eines anderen Menschen in sich aufnehmen und nicht „NEIN" sagen können, entsteht eine große Anspannung. Immer in der Erwartung „Was kommt jetzt?".

2. Ein Mensch weist alles ab. Es gibt auch die Menschen mit einem sogenannten „dicken Fell". Sie sind relativ unzugänglich für die Bedürfnisse und Wünsche anderer und ziehen ihre eigenen Vorstellungen durch. Das ist im Grunde nur eine andere Strategie. Es zeigt die Unsicherheit, Anforderungen von außen abwägen zu können und sich abzugrenzen, wenn es notwendig ist.

Stabilität und Halt

Unser Skelett gibt uns Halt und ermöglicht einen aufrechten Gang. Mit der Beschreibung eines „aufrechten Menschen" verbinden wir Ehrlichkeit, Glaubwürdigkeit und Authentizität. Bei diesen Menschen ist die Persönlichkeit klar erkennbar. Sie wirken mutig und erfrischend direkt. Ein Mensch, der nicht „aufrichtig" wirkt, hinterlässt hingegen einen ängstlichen Eindruck. „Angst ist der Schwindel der Freiheit", formulierte der bedeutende Existenzphilosoph Søren Kierkegaard. Das

Verhältnis zwischen Freiheit und Sicherheit ist immer spannungsgeladen – und es macht Angst. Aus der Angst heraus entsteht eine (starre) Erwartungshaltung. Der Mensch empfindet das Leben als gefährlich und sucht nach Sicherheiten. Statussymbole, Geld, materielle Werte, Leistung und gesellschaftlich hoch bewertete Lebensmodelle sollen Garanten des Glücks sein. Hat der Mensch auf diese Weise einen scheinbaren Halt gefunden, entsteht die Angst, diesen zu verlieren. Er klammert sich daran. Dies versetzt den betreffenden Menschen in eine extreme Anspannung und erhöht den Grundumsatz aller Vitalstoffe im Körper.

Beweglichkeit

Wir bekommen im Leben viele Fragen gestellt, die wir uns nicht aussuchen (würden). Überhaupt gibt es nicht viel Riskanteres und Überraschenderes als das Leben selbst. Es sind nicht immer dramatische Situationen, die uns neu fordern. Diese zeigen nur besonders deutlich, dass wir uns auf das Leben einstellen müssen und nicht umgekehrt, das Leben auf uns. Eine starre (Erwartungs-)Haltung verhindert, die tatsächlichen Möglichkeiten zu nutzen und zu genießen.

Haben Sie Erwartungen an den Tag? Oder wie es sein soll, wenn Sie abends nach Hause kommen? Probieren Sie einmal aus, sich überraschen zu lassen, von dem, was passiert! Ich bin sicher, Sie werden freudig überrascht sein.

Flexibilität

Einen erhöhten Bedarf an Calcium fluoratum zeigen Menschen, die auf ihrer Meinung beharren und sich auf ihrem Standpunkt „versteifen". Oder im Gegenteil: Menschen, die immer nachgeben, die nicht Nein sagen können und das Eigene nicht schützen. Starre entsteht aus Angst. Ein Beharren auf einem Standpunkt, eine verhärtete Einstellung, entwickelt der Mensch, der nicht gelernt hat, in Auseinandersetzungen Positionen zu verändern und flexibel auf neue Erkenntnisse zu reagieren.

Nr.1: Calcium fluoratum (D 12)

In diesem Sinne weist auch der Starrsinn oder der sogenannte Altersstarrsinn älterer Menschen auf einen erhöhten Bedarf an Calcium fluoratum hin. Auch die Altersweitsichtigkeit steht im übertragenen Sinn mit einer mangelnden Flexibilität im Zusammenhang.

Die gegenteilige Erscheinungsform ist die Überbeweglichkeit, die permanente Anpassung an andere, die sich auf der körperlichen Ebene in Form der Hypermobilität zeigt.

Der moderne Mensch soll „flexibel" sein. Was bedeutet das? Er soll neuen Anforderungen gegenüber aufgeschlossen begegnen, sich anpassen, lernfähig sein. Im Beruf soll er den Wandlungen entsprechend qualifiziert sein, im Privatleben soll er einfühlsam, engagiert sein und natürlich dem jeweiligen Frau- oder Mannbild entsprechen. Hiermit ist häufig ein starker Druck verbunden. In einem Seminar empörte sich eine Frau hierüber: „Ich bin doch keine wollmilchlegende Superkuh." „Flexibel sein ist notwendig, um sich entwickeln zu können. Allem gerecht zu werden, ist unmöglich. Das bedeutet allerdings, dass ein Mensch Anforderungen abwägen und Entscheidungen treffen kann. Ein Mensch, der keinen eigenen Standpunkt entwickelt hat, wird möglicherweise extrem „flexibel". Er passt sich allem an. Ein sehr nachgiebiger Mensch läuft Gefahr, die eigenen Interessen und Bedürfnisse nicht leben zu können. Es gibt hierbei eine Nähe zu dem Schüßler-Salz Nr. 11 Silicea: der Harmonie. Etwas abzulehnen, kann zu Auseinandersetzungen führen. Auseinandersetzungen können zu Trennungen führen.

„Flexibel sein" ist notwendig, um sich entwickeln zu können. Allem gerecht zu werden, ist unmöglich. Das bedeutet allerdings, dass ein Mensch Anforderungen abwägen und Entscheidungen treffen kann. Und vor allem: Wir müssen in der Lage sein, die Anforderung zu erkennen, die in einer Situation ganz konkret an uns gerichtet wird oder, um mit Viktor Frankl zu sprechen, die Frage, die das Leben an uns stellt, zu beantworten.

Calcium fluoratum unterstützt bei:
Schwindel, Vergesslichkeit, mangelnder Flexibilität, Überspanntheit und dadurch bedingte Unruhe, großer Sorge um den „guten Eindruck".

Nr. 2: Calcium phosphoricum (D 6)
(Kalziumphosphat, phosphorsaurer Kalk)

Der Mensch entwickelt sich und willigt in sein Leben ein!

Steckbrief Nr. 2 Calcium phosphoricum:

Körperliche Ebene:
Calcium phosphoricum

⇨ spielt bei allen **Aufbauvorgängen im Körper** eine wesentliche Rolle. Nach Erkrankungen unterstützt Calcium phosphoricum die Ausheilung und Regeneration.

⇨ unterstützt den **Aufbau von Knochen und Zähnen**. In der Biochemie nach Dr. Schüßler gilt Calcium phosphoricum als Hauptmittel bei Osteoporose.

⇨ **blutbildendes Mittel**, allgemein vorausetzend für den Zellaufbau.

⇨ Bindemittel für den organischen **Aufbau des Eiweißes**. Wenn Eiweiße möglicherweise nicht mehr im Körper ausreichend verarbeitet werden, kommt es zu einer Anschwemmung mit Eiweißflocken, der sogenannten „Eiweißdickleibigkeit" (s.a. Nr. 4 Kalium chloratum).

⇨ Betriebsstoff der **willkürlichen Muskulatur** und Hauptmittel bei Muskelkrämpfen.

Seelische und mentale Ebene:
Themen:

⇨ Aufbau der Persönlichkeit

⇨ Innere Substanz und Stärke

Besonderheit:
Die Leidenschaft für Pikantes, Ketchup, Geräuchertes, Senf, Lakritz zeigt einen hohen Bedarf des Körpers an Calcium phosphoricum an!

Nr. 2: Calcium phosphoricum (D 6)

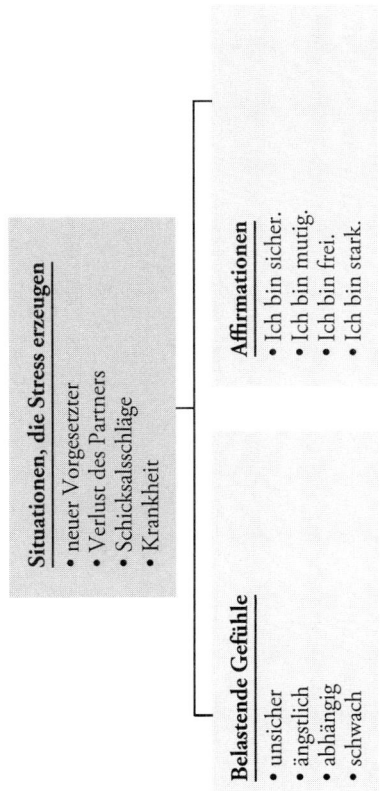

Situationen, die Stress erzeugen

- neuer Vorgesetzter
- Verlust des Partners
- Schicksalsschläge
- Krankheit

Affirmationen

- Ich bin sicher.
- Ich bin mutig.
- Ich bin frei.
- Ich bin stark.

Belastende Gefühle

- unsicher
- ängstlich
- abhängig
- schwach

Aufbau der Persönlichkeit – Angenommenwerden

Das reine „Da-Sein" (siehe Nr. 1 Calcium fluoratum) ist die unumstößliche Grundtatsache des Lebens, an der nichts zu ändern ist. Die wichtigste Quelle für den Grundwert jedoch ist die Erfahrung, von anderen gewollt und erwartet zu sein. Wie schön ist es, wenn das Da-Sein in ein Erwartet-Sein eingebettet ist, wenn ein Kind gewollt und erwartet wird. Dann fällt der Lebensbeginn leichter und auch später die bewusste Einwilligung ins Leben.

Kinder sind in ihrer Entwicklung besonders darauf angewiesen, Bestärkung in der Entwicklung ihrer Persönlichkeit und konstruktive Rückmeldung zu sich selbst zu bekommen. Es hilft ihnen, sich selbst und ihre Grenzen kennen zu lernen. Angenommensein schafft Geborgenheit und Ruhe. Ein Kind, das keine Rückmeldung bekommt, wird Anstrengungen unternehmen, um Reaktionen zu provozieren. Im „Spiegel" des anderen lernt der Mensch sich selbst kennen. Es geht um das tiefe innere Bedürfnis des Menschen, zu erfahren „ Wer bin ich?", „ Was sind meine Stärken?", „ Welche Schwächen habe ich?". Auf diese Art kann ein Urvertrauen entwickelt werden, das in schwierigen Situationen Rückhalt und Stabilität gibt.

Menschen, die keine Rückmeldung auf sich selbst bekommen, empfinden eine tiefe Unsicherheit. Ohne die positive Haltung anderer Menschen, die den Lebensweg begleiten und wollen, dass genau dieser Mensch lebt, ist es äußerst schwierig, vielleicht sogar unmöglich, ein Grundwertgefühl zu entwickeln. Es entstehen tiefe Ängste, Spannungen und Unruhe, die die körperlichen Kräfte beanspruchen. Menschen, die permanent auf sich aufmerksam machen (müssen) oder mit übertriebener Darstellung die Aufmerksamkeit der anderen binden, zeigen einen großen Bedarf an Calcium phosphoricum.

Substanz

Innere Substanz und Stärke werden auch auf der psychischen Ebene entwickelt. Im erwachsenen Leben hängt die innere Ruhe entscheidend davon ab, ob der Mensch in sein Dasein eingewilligt hat.

Kann ich sagen: „So wie es ist, ist es zunächst einmal gut“?

Dieser Schritt der bewussten Einwilligung wird auch die zweite Geburt genannt. Sie ist abhängig von der Zustimmung des Menschen zu sich selbst als Person, zum Leben, zur Welt und zu seinen Taten. Annahme schafft Raum – Ablehnung engt ein. Es entstehen Ängste, die den Menschen beklemmen, wie Angst vor der Umwelt, vor fremden Menschen, vor dem Alter. Auf der körperlichen Ebene führen diese Ängste zu massiven Verspannungen mit vielfältigen Folgewirkungen oder auch zu körperlichen Sensationen (z. B. erhöhter Pulsschlag), die die Ängste weiter verstärken. Menschen, die sehr ängstlich sind und überall Gefahren wittern, zeigen einen großen Bedarf an Calcium phosphoricum.
Ich habe noch nie einen Menschen getroffen, der keine Herausforderungen und Probleme, ja Krisen im Leben zu bewältigen hatte. In diesen Situationen zeigt sich, ob ein Mensch auf seine innere Kraft zurückgreifen kann.

In der Kindheit bis zum jungen Erwachsenenalter werden die wesentlichen physischen und psychischen Voraussetzungen des Menschen gelegt. Das innere Wissen um die Liebe der Eltern gibt dem Kind die Möglichkeit, auszuprobieren und sich im „Spiegel“ der Eltern kennen zu lernen.

Es erfährt seine Stärken und Schwächen in ihren Rückmeldungen. Kinder, die keine Rückmeldung bekommen, werden diese einfordern. Sie suchen ihre Grenzen. Ohne Rückmeldung empfinden sie eine tiefe Unsicherheit. Es entstehen Ängste, Spannungen und Unruhe, die die körperlichen Kräfte sehr beanspruchen. Dies kann auch ein Grund für ein auffälliges Verhalten eines Kindes sein.

Ruhe und Kraft

Die bewusste Einwilligung in das Leben, zu sich selbst als Person und den eigenen Taten, gibt die Kraft, Ängste zu überwinden. Besonders die verschiedenen Lebensphasen fordern den Menschen zur bewussten Einwilligung heraus:

<u>Jugend</u>: Loslösung vom Elternhaus, erwachsen werden;

<u>Schwangerschaft</u>: Verantwortung übernehmen, Umstellung der Lebenssituation;

<u>Lebensmitte</u>: das Erreichte würdigen! Älter werden akzeptieren;

<u>Alter</u>: Abschied nehmen.

Ein Mensch, der in seiner Kindheit nicht die Erfahrung machen durfte, willkommen zu sein, muss nicht lebenslang an der Berechtigung zum Leben zweifeln. Er kann in späteren Jahren Beziehungen aufbauen, die ihm eine positive Rückmeldung geben. Dies kann helfen, die bewusste Entscheidung für das konkrete (!) Leben zu treffen.

Permanenter Wandel

In unserem Körper findet ein permanenter Auf- und Abbau statt. Das ist ein sensibler, störanfälliger Prozess. Osteoporose ist beispielsweise eine Krankheit, bei der die mehr Zellen abgebaut als aufgebaut werden. Oder Krebs ist erst möglich, wenn entartete Zellen, die jeden Tag in uns entstehen, überleben. Viele Menschen, die zu mir in die Beratung kommen, haben ein statisches Bild von ihrem Körper. Vereinfacht beschrieben sieht es folgendermaßen aus: Ich werde geboren, wachse, dann beginne ich abzubauen und schließlich bin ich alt und sterbe ... Dieses Denken wird häufig auch auf das Leben übertragen: Ich lerne, dann übe ich einen

Beruf aus, dann gehe ich in Rente. Oder: Ich heirate die Liebe meines Lebens, wir bekommen Kinder, sie entwickeln sich gut und wir werden glücklich und alt ... Wenn das Leben nicht so „funktioniert", entsteht eine innere Ablehnung. Es entstehen Ängste, die den Menschen beklemmen: Angst vor fremden Menschen, vor der Zukunft, vor dem Alter. Überall werden Gefahren ausgemacht. Diese Ängste führen zu massiven Verspannungen vor allem im Nacken- und Schulterbereich. Mögliche Folgewirkungen sind auch körperliche Sensationen, wie ein erhöhter Pulsschlag, die die Ängste weiter verstärken. Der Körper gerät in Stress. Die Durchblutung wird vermindert und es zeigt sich der wächserne Hautton als Bedarfszeichen für Calcium phosphoricum.

Calcium phosphoricum unterstützt bei:

Nachlassen der geistigen Stärke und Nervenkraft, Nervenschmerzen, leichter Erregbarkeit, permanenter Sorge um Existenz, Gesundheit, mangelnder Bereitschaft, Veränderungen anzunehmen, dem Gefühl, bedroht zu werden

Nr. 3: Ferrum phosphoricum (D 12)
(Eisenphosphat)

Der Mensch ist in Auseinandersetzung mit sich und der Welt!

Steckbrief Nr. 3 Ferrum phosphoricum:

Körperliche Ebene
Ferrum phosphoricum

⇨ ist das **Hauptmittel zur Anregung des Stoffwechsels.** Ferrum phosphoricum unterstützt den Transport von Sauerstoff im Körper, aber auch den Transport anderer wesentlicher Stoffe. Dringen beispielsweise Krankheitserreger in den Körper ein, müssen Abwehrstoffe mobilisiert und transportiert werden.

Nr. 3: Ferrum phosphoricum (D 12)

⇨ das notwendige Funktionsmittel für das **erste Stadium einer Krankheit**. Zur Stärkung der Abwehrkräfte kann Ferrum phosphoricum vorbeugend gegeben werden.

⇨ wichtig für die **Energiegewinnung der Zelle**. Bei muskulären Beanspruchungen lässt sich Muskelkater mit der vorbeugenden Einnahme von Ferrum phosphoricum verhüten.

Seelische und mentale Ebene

Themen:

⇨ die Auseinandersetzung mit der Umwelt

⇨ die Auseinandersetzung mit der eigenen Person

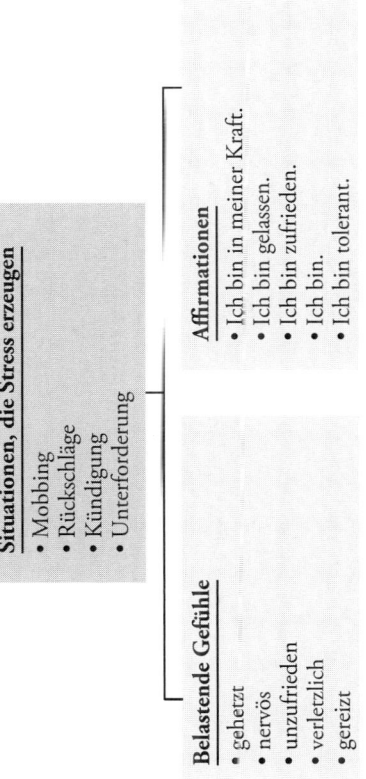

Situationen, die Stress erzeugen
- Mobbing
- Rückschläge
- Kündigung
- Unterforderung

Affirmationen
- Ich bin in meiner Kraft.
- Ich bin gelassen.
- Ich bin zufrieden.
- Ich bin.
- Ich bin tolerant.

Belastende Gefühle
- gehetzt
- nervös
- unzufrieden
- verletzlich
- gereizt

Kontakt zur Umwelt: Auseinandersetzung

Das Kind entdeckt nach und nach seinen Lebensraum, seine Umwelt. Diese Entdeckungsreise ist nicht immer ungefährlich. Es kann sich verletzen, weil es beispielsweise an eine Kante stößt oder an eine heiße Herdplatte fasst. Ferrum phosphoricum ist das Erste-Hilfe-Mittel und kann in diesen Situationen zum Einsatz kommen.

Das Kind führt auch eine innere Auseinandersetzung mit seiner Umwelt. Kinder, die intensiv spielen, zeigen oft die warmen, roten Ohren, die wir als Antlitzzeichen von Ferrum phosphoricum deuten. Natürlich setzt sich das Kind auch mit seinen Bezugspersonen und Spielgefährten auseinander und lernt nunmehr, die Art und Weise, wie es sich auseinandersetzen kann. Wird es zur eigenen Entscheidung ermutigt? Darf es ausprobieren? Darf es streiten? Muss es immer gehorchen? Werden kleine Verletzungen dramatisiert?

So wird das Verhalten erlernt, das auch im Erwachsenenalter häufig beibehalten wird, wenn keine aktive Bearbeitung erfolgt.

Eine lebendige Auseinandersetzung bewirkt Veränderung. Sie ist immer ein Prozess, in dessen Verlauf der Mensch aktiv sein Leben gestalten will. Das Gegenteil ist die Reibung. Menschen, die sich an jedem und allem reiben, "laufen heiß". Der Nachbar parkt nicht richtig, Frau X hat einen zu tiefen Ausschnitt, Herr Y sieht komisch aus und die Socken des Ehemanns, die auf der Badewanne liegen, werden auch nach 20 Ehejahren noch mit gleicher Inbrunst beschimpft. Ein Mensch, der sich andauernd reibt, verbraucht unnötig Energie und leert seine Eisenspeicher. Er wirkt gehetzt und kommt nicht zur Ruhe.

Aktiv werden

Der gehetzte Mensch kommt zwar nicht zur Ruhe, er ist aber auch nicht aktiv. Er verändert nichts, sondern bestätigt immer wieder die Situation, die ihm Anlass zur Reibung gibt.

"Verändern, akzeptieren oder verlassen" sind die tatsächlichen Wahlmöglichkeiten des Menschen.

Wenden Sie diesen Grundsatz einmal auf konkrete Situationen in Ihrem Leben an. Und? Welches Gefühl entsteht jetzt in Ihnen? Egal, wie Sie konkret entscheiden, wird daraus Kraft und neue Energie entstehen können. Allerdings erfordert die Entscheidung häufig eine intensive innere Auseinandersetzung. Ich erlebe bei mir und anderen Menschen, dass urplötzlich eine geschäftige Unruhe einsetzt, wenn eine solche Entscheidung zu treffen ist. Ablenkung ist eine beliebte Form, um Entscheidungen aus dem Weg zu gehen. Hält dieser Zustand an, erschöpft sich der Mensch, bis er schließlich zur Ruhe gezwungen wird.

Eine derartige Entscheidung zu treffen, bedeutet auch, selbst Verantwortung dafür zu übernehmen. Es bedeutet, sich selber nahe zu sein. Wenn die Verhältnisse stark davon bestimmt werden, was das Umfeld an Setzungen vorgibt, dann höre ich Wendungen wie „man macht das nicht", „man sollte …". Auch dadurch entsteht sehr viel Reibung und ein hoher Bedarf an Ferrum phosphoricum.

Auseinandersetzung mit der eigenen Person

In den Beziehungen zu anderen Menschen, im Kontakt zur Umwelt haben wir auch einen Spiegel unserer eigenen Person. Bestätigende Rückmeldungen genießen wir, aber kritische? Sie sind eine Herausforderung an uns. Eine konstruktive Auseinandersetzung mit der eigenen Person ist nicht einfach. Wie reagieren Sie auf Kritik?

Gerade die Rückmeldungen der Menschen, die uns nahe stehen, sollten wir uns zu Herzen nehmen und gut prüfen. Oft ist es die innere Verletztheit aus der Erfahrung, dass wir nicht so sein durften, wie wir sind, die uns daran hindert, gut zuzuhören und Kritik zuzulassen. Haben Sie Ungerechtigkeiten erfahren? Füllen Sie sich wertgeschätzt in Ihrem Tun?

Menschen, die mit tausenden Entschuldigungen eine Kritik annehmen, setzen sich genauso wenig mit ihr auseinander, wie Menschen, die jede Kritik für blöd und inkompetent erklären. Es ist einfacher, sich an anderen Menschen zu „reiben", als eigene Veränderungen anzustreben.

Darüber hinaus führt jeder Mensch auch eine Auseinandersetzung mit seinen inneren Werten. Insbesondere in kritischen Lebensphasen kann ein Mensch daran wachsen und wichtige, neue Entscheidungen treffen. Jede Auseinandersetzung erhöht den Bedarf an Ferrum phosphoricum.

Ferrum phosphoricum unterstützt bei:

Überempfindlichkeit, permanenter Reibung, vorschnellem Handeln, keiner Bereitschaft zur Auseinandersetzung, immer aktiv oder im Gegenteil immer passiv sein

Nr. 4: Kalium chloratum (D 6)
(Kaliumchlorid)

Der Mensch erlebt die Welt!

Steckbrief Nr.4 Kalium chloratum:

Körperliche Ebene
Kalium chloratum

⇨ biochemisches Funktionsmittel der **Drüsen**. Die Tätigkeit vieler Drüsen, beispielsweise der Verdauungsdrüsen und der Talgdrüsen, kann unterstützt werden.

⇨ bedeutsam für die **Ausscheidung chemischer Gifte**. Viele chemische Gifte werden über die Haut aufgenommen, z. B. über Kosmetika oder Haarfarbe. Mit Achtsamkeit können viele Belastungen dieser Art gemieden werden.

⇨ das biochemische Hauptmittel im **zweiten Stadium einer Erkrankung**, wenn eine Entzündung beginnt, sich im Körper auszubreiten. Ausreichende Gaben von Kalium chloratum sollen verhindern helfen, dass sich die Krankheit im Körper festsetzt und womöglich chronisch wird.

⇨ unterstützt den **Eiweißstoffwechsel** und bindet Faserproteine im Körper. Ein Defizit ist erkennbar an Hautgrieß oder weißen, weißgrauen Ausscheidungen. Wenn das zugeführte Eiweiß im Körper nicht mehr verarbeitet werden kann, wird Eiweiß im Gewebe abgelagert. Das Gewebe fühlt sich straff und fest an und erscheint hell.

Besonderheit:
Elektromagnetische Belastungen, Alkoholkonsum und große Mengen von Milchprodukten erhöhen den Bedarf an Kalium chloratum.

Seelische und mentale Ebene
Themen:
⇨ Gefühle wahrnehmen
⇨ Gefühle leben

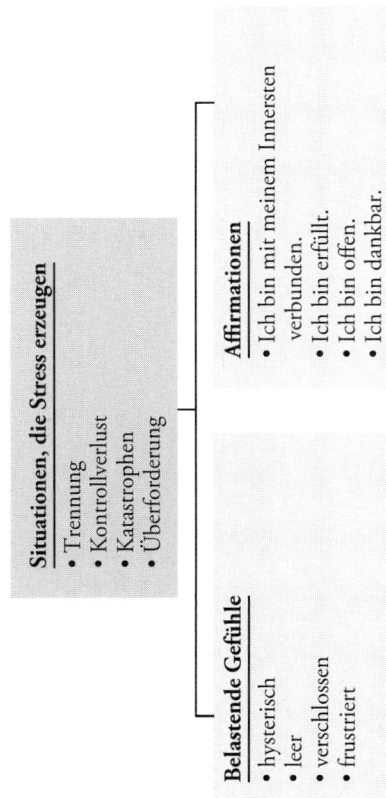

Situationen, die Stress erzeugen

- Trennung
- Kontrollverlust
- Katastrophen
- Überforderung

Belastende Gefühle

- hysterisch
- leer
- verschlossen
- frustriert

Affirmationen

- Ich bin mit meinem Innersten verbunden.
- Ich bin erfüllt.
- Ich bin offen.
- Ich bin dankbar.

Gefühle

Es gibt kaum etwas, das so mystifiziert wird, wie unsere Gefühle. Sie werden abgewertet, weil sie ja nur Gefühle sind. Sie werden aufgewertet, weil sie das einzig Wahre sind ... Es gibt viele Begriffe, die sie erfassen sollen: Gespür, Empfindung, Emotion, ja, und das Gefühl. Tatsache ist, dass die Gefühle nicht dem Diktat unseres Verstandes unterliegen. Versuchen Sie doch einmal, jemand lieben zu wollen! Das kann nicht gelingen. Gefühle lassen sich nicht an- und abstellen!

Sie können sich allerdings entscheiden, wenn Sie jemanden lieben, ob Sie eine Beziehung eingehen wollen. Die Gefühlsebene hat also eine Eigenständigkeit, sie ist aber nicht losgelöst von unserer körperlichen und geistigen Ebene. Sie prägt unser Handeln und bietet uns wertvolle Grundlagen für Entscheidungen.

Der „7. Sinn"

Umgangssprachlich kennen wir den „7. Sinn". Es gibt Erlebnisse, die unserem Verstand nicht zugänglich sind. Menschen, die ihre Gefühle unterdrücken, sind eingeschränkt in ihrer Wahrnehmung und in ihrem Ausdruck. Sie belasten zudem ihren Körper, insbesondere ihr Drüsensystem und haben einen sehr hohen Bedarf an Kalium chloratum. Da die Gefühle nicht verarbeitet werden, leben sie im Menschen fort. Sie bekommen ein Eigenleben.

Im Grunde passiert das Gegenteil von dem, was der Mensch beabsichtigt. Nicht er beherrscht die Gefühle, sondern die Gefühle beherrschen ihn.

Das WIE im Leben

Eine große Bedeutung für die Lebensqualität hat die Frage, wie ich lebe. Quantitäten sind eine Basis, aber auch nicht mehr. Eine Umfrage bei Lottomillionären ergab, dass sie schon kurze Zeit nach ihrem Gewinn nicht mehr glücklicher waren als vorher. „Geld allein macht nicht glücklich", ist ein bekannter Ausspruch. Glück ist erstrebenswert, also befehlen sich viele Menschen, glücklich zu sein. Sie inszenieren ihr Leben wie eine Show-Bühne. Glückliche Menschen erlebe ich nicht als darstellend. Sie brauchen kein großes Theater. Wir spüren sofort, ob ein Mensch im Gefühl nur darstellt oder ob er es ausstrahlt. Wir spüren auch, ob eine Situation stimmig ist oder nicht. Damit das „Wie" im Leben gelingt, ist es bedeutsam, dass eine Situation auf allen Ebenen als stimmig empfunden werden kann.

Authentisch sein

Lebensqualität ist immer auch gelungene und einfühlsame Begegnung mit anderen Menschen. Das Glück lässt sich nicht erzwingen. Christoph Kolbe (Vorsitzender der GLE in Deutschland) sprach in einem Vortrag davon, dass die Tür zum Glück nach außen aufgehe. Wenn wir Zugang zu unseren Gefühlen haben, können wir mit unserem Verstand entscheiden, ob wir „die Tür nach außen" öffnen.

Unterdrückte oder inszenierte Gefühle trennen den Menschen von der Begegnung mit anderen. Die innere Kluft, die dadurch entsteht, kann den Menschen in größeren Belastungssituationen emotional zum Kollaps führen. Auch die Hysterie kann ein Ausdruck hierfür sein.

Wir spüren sehr genau, ob etwas stimmig ist oder nicht, ob ein Mensch stimmig im Sinne von „glaubwürdig" ist oder nicht. Trauen Sie Ihrem Gefühl? Schulen Sie Ihr Empfinden!

Erst wenn unser Empfinden übereinstimmt mit unserer bewussten Wahrnehmung, erleben wir Gewissheit, oder anders gedrückt, wir empfinden eine Situation, einen Menschen, als authentisch.

Unterstützung bei:

Schwierigkeiten, Gefühle zu zeigen, oder im Gegenteil, bei übertriebener Darstellung der Gefühle, Hysterie, Verleugnung der eigenen Bedürfnisse, Gefühlskälte

Nr. 5: Kalium phosphoricum (D 6)
(Kaliumphosphat)

Der Mensch gestaltet sein Leben!

Steckbrief Nr. 5 Kalium phosphoricum:

Körperliche Ebene

Kalium phosphoricum

⇨ wichtiges **Funktionsmittel für Gehirn und Nerven,** da es einen Bezug zum Aufbau des Lecithins im Körper hat. Starke nervliche und geistige Belastungen, zum Beispiel Prüfungssituationen, erhöhen den Bedarf an Kalium phosphoricum.

Der besondere Tipp:

Verwenden Sie zur Unterstützung ungesättigte Fette in Form von Ölen (z. B. mittags zur Rohkost eine Mischung aus Distelöl, Sojaöl und Olivenöl oder Leinöl). Ergänzen Sie Ihre Nahrung kurweise mit einem naturreinen, nicht gen-manipulierten Lecithinpräparat. Das unterstützt einen gesunden Fettstoffwechsel und stärkt das Nervensystem.

⇨ bringt **frische Kraft** bei Erschöpfungszuständen seelischer und körperlicher Art, Gedächtnis- oder Muskelschwäche.

⇨ bei **gedrückter und niedergeschlagener Stimmung,** da sie sich den alltäglichen Anforderungen nicht mehr gewachsen fühlen. Mit Kalium phosphoricum kann eine risikolose Unterstützung in der Prophylaxe und Begleitung von depressiven Stimmungen gegeben werden.

⇨ das **biochemische Antiseptikum**. Es hilft, Fäulnis- und Ermüdungsgifte im Körper zu tilgen. Unangenehmer **Mundgeruch** ist ein deutliches Zeichen für einen hohen Bedarf.

⇨ wirkt **anregend** und wird daher vorzugsweise tagsüber genutzt. Allerdings kann Kalium phosphoricum bei Menschen, die abends vor Sorgen und Gedanken nicht einschlafen können, eine ausgleichende und damit Schlaf fördernde Wirkung erzielen.

Besonderheit:

Der sogenannte „diffuse Hunger", die Suche nach irgendetwas Essbarem ohne eindeutige Geschmacksrichtung zeigt einen hohen Bedarf an Kalium phosphoricum an. Ebenso kann der Hunger auf Nüsse als Hinweis auf einen Bedarf gesehen werden.

Seelische und mentale Ebene

Themen:

⇨ Erreichbarkeit der formulierten Ziele

⇨ Angemessener Einsatz der eigenen Kräfte

Belastende Gefühle
- traurig
- erschöpft
- gelähmt
- gelähmt

Situationen, die Stress erzeugen
- fehlende Anerkennung für Leistung
- Handeln gegen die eigenen Werte
- Fremdbestimmung
- Versagen

Affirmationen
- Ich bin vertrauensvoll.
- Ich bin kraftvoll.
- Ich bin fähig, Veränderungen zuzulassen.
- Ich bin ausgeglichen.

Aktiv sein

Können Sie am Abend sagen: „Ich habe das, was ich mir heute vorgenommen habe, geschafft"? Falls ja, sind Sie eine Ausnahmeerscheinung. Die meisten Menschen klagen darüber, dass sie nur einen Bruchteil dessen schaffen, was sie leisten und erledigen müssten. Sie fühlen sich bereits erschöpft, wenn sie nur daran denken, was sie am nächsten Tag zu erledigen haben. Wenn dieser Zustand über längere Zeit anhält, besteht die große Gefahr förmlich „auszubrennen".

In Studien konnte nachgewiesen werden, dass die Menschen, die sich als Gestalter ihres Lebens sehen, wenig Stresssymptome zeigten. Besonders belastet hingegen waren diejenigen, die sich wie „ein Hamster im Rad" fühlten und keine Möglichkeit sahen, aktiv Veränderungen vorzunehmen.

Selbstverständlich gibt es Situationen, die schwer beeinflussbar sind. Berufliche Anforderungen oder auch persönliche Lebenskrisen, wie der Verlust eines Partners. Besonders in diesen Situationen ist es wichtig, belastbar zu sein, mit den Anforderungen umgehen zu können. Im Grunde trainieren wir dafür in den Lebensphasen, die ruhiger verlaufen (sollten). Wenn aber jeder Tag zum Ausnahmezustand wird, ist keine Regeneration mehr möglich.

Hierbei ist es wichtig, genau zu schauen, welche Anforderungen den Menschen belasten:

• die Anforderungen von außen oder
• die eigenen Anforderungen.

Stress kommt einerseits von außen auf uns zu. Was wir als Stress bewerten, ist individuell. Hier beginnt unsere unmittelbare Einflussnahme auf die Form von Stress. Kalium phosphoricum soll die nervliche Belastbarkeit stärken und so unsere Stressfähigkeit erhöhen.

Allerdings entsteht Stress sehr häufig durch die eigenen (überzogenen?) Ansprüche. Wenn alles und immer perfekt sein soll, wird das Leben sehr anstrengend. Darf kein Krümmel auf dem Tisch liegen? Muss ich diese Aufgabe übernehmen und, wenn ja, muss ich sie dann perfekt lösen?

Kalium phosphoricum ist das Salz der Lebenskraft und der Lebensfreude!

Natürlich, ohne Mühen kein Erfolg. Aktiv sein heißt, die eigenen Kräfte einzusetzen für die Ziele, die ich mir gesteckt habe. Gestalten ist nur als sinnvolle Ausrichtung meines Handelns denkbar.

Und das kann übrigens auch bedeuten, dass ich etwas dafür tue, mit der Familie oder mit Freunden Zeit zu verbringen und das zu tun, was mir Spaß macht.

Bewegung oder Lähmung

Ein Mensch, an den erhöhte Anforderungen gestellt werden, reagiert. Er kann versuchen, mit vermehrter Anstrengung die Anforderungen zu erfüllen. Es ist beispielsweise wichtig, ob ein Mensch in der Lage ist, die Anforderungen auf ihre Bedeutsamkeit zu prüfen. Der passive Mensch nimmt die Anforderung ohne weitere Prüfung und Stellungnahme an. Je mehr Anforderungen von außen an ihn gerichtet werden, umso fremdbestimmter fühlt er sich. Innerlich tritt nach und nach eine gewisse Resignation ein. „Ich muss … ", „Es geht nicht anders … ", „Das ist nicht zu ändern … ", sind Standardsätze, die aus einer solchen Haltung resultieren. Auf die Versuche, alle Anforderungen zu erfüllen, folgt die Erschöpfung. Der betroffene Mensch fühlt sich „wie gelähmt". Der Bedarf an Kalium phosphoricum zeigt sich bereits vorher deutlich: Es kommt zu Konzentrations- und Denkstörungen. Das Gehirn wird durch die biochemischen Abläufe des Stresses nachweislich geschädigt. Der Hippocampus, eine wichtige Region des Gehirns für das Abspeichern unserer Erfahrungen, schrumpft und in der Folge verändert sich das Verhalten des Menschen. Neue Teufelskreise entstehen, deren Höhepunkt eine vollkommene Bewegungslosigkeit darstellt.

Leben gestalten

Der aktive Mensch prüft und entscheidet bewusst, welche Anforderungen er annimmt oder eventuell ablehnt. Das gibt Kraft, weil die anstehenden Aufgaben mit Überzeugung erbracht werden können.

Wenn ich unliebsame Aufgaben zu erledigen hatte, habe ich früher immer gedacht „Oh je, ich muss jetzt dieses und jenes unbedingt machen". Schon bei dem Gedanken war ich erschöpft ... Heute sage ich mir, „Ich will jetzt das und das erledigen". Das gibt Kraft!

„Freiheit ist die Einsicht in die Notwendigkeit, also in das, was zu tun ist, um die Not zu wenden."
(frei nach Friedrich Engels)

Freiheit bedeutet auch, Gestaltungsspielräume zu erkennen und diese zu nutzen.

Lebenseinstellung

Wir haben die große Chance, über unsere mentalen Prozesse positive Veränderungen zu erzielen. Kalium phosphoricum ist das biochemische Mittel für unser Gehirn. Es stärkt unsere Denkkraft und unser Nervensystem, also die physische Basis, um Veränderungen bewusst einleiten zu können.

In der Antlitzanalyse kennen wir für Kalium phosphoricum die gräulich-schwärzliche Verfärbung. In der Umgangssprache kennen wir den Ausdruck „alles grau in grau sehen".

Ein Mensch, der immer das Negative sucht (und auch findet), schwächt sich selbst. Diese Haltung kann sich auch verselbstständigen und der betroffene Mensch nimmt nicht mehr wahr, dass er nur „Schwarz-Malerei" um sich herum verbreitet. Es fällt dann auch dem Umfeld schwer, in Kontakt zu bleiben. Wir reagieren sehr stark auf die Mimik anderer Menschen. Ein verdrießliches Gesicht lädt nicht zum Gespräch ein. Ein Lächeln erzeugt meistens beim Gegenüber ein Lächeln und so fängt ein Gespräch schon unter guten Vorzeichen an. Kalium phosphoricum unterstützt die Kraft des Menschen, positiv an sein Leben heranzugehen.

Kalium phosphoricum unterstützt bei:

Energielosigkeit, depressiver Verstimmung, Erschöpfung, Überforderung, Burnout, unklarer Arbeitsstruktur (diffus), Verstand wie gelähmt, keine Schwächen eingestehen, negativer Sichtweise

Nr. 6: Kalium sulfuricum (D 6)
(Kaliumsulfat)

> **Der Mensch verhält sich zu sich selbst,**
> **seinen Gefühlen und Bedürfnissen!**

Steckbrief Nr. 6 Kalium sulfuricum

Körperliche Ebene

Kalium sulfuricum

⇨ wichtig für die **Sauerstoffübertragung in die Zelle** und damit für die Zellerneuerung. Bei einem Defizit an diesem Mineralstoff entsteht ein großes Verlangen nach frischer Luft.

⇨ das **Mittel des dritten Entzündungsstadiums** und somit das Folgemittel von Nr. 4 Kalium chloratum. In diesem Stadium droht die Krankheit in ein chronisches Stadium überzugehen.

⇨ beteiligt an der **Pigmentierung der Oberhaut** und bei gelblich-klebrigen Abschuppungen erforderlich.

⇨ **Betriebsstoff der Bauchspeicheldrüse.** Unterstützt die Produktion der Verdauungssäfte und des Insulin in den Langerhansschen Inseln.

⇨ unterstützt die **Entgiftungsleistung der Leber** und ist zuständig für den Abtransport belastender Stoffe aus der Zelle, die der Körper in seiner Not dort deponieren musste.

Wichtig:

Bei der Einnahme von Kalium sulfuricum ist zu berücksichtigen, dass unter den heutigen Belastungen die meisten Menschen derartige Deponien angehäuft haben, die jetzt unter der Einnahme von Kalium sulfuricum wieder abgebaut werden können. Um die belastenden Stoffe aus dem Körper ausscheiden zu können, bedarf es der Unterstützung durch Nr.10 Natrium sulfuricum.

Seelische und mentale Ebene

Themen:

⇨ Ausdruck der eigenen Bedürfnisse

⇨ Auseinandersetzung mit den Erwartungen der Anderen

Situationen, die Stress erzeugen

- Ärger im Beruf oder Privaten
- offene Konfrontationen
- cholerischer Vorgesetzter
- willkürliche Entscheidungen
- zu hohe Anforderungen

Belastende Gefühle

- missmutig
- hilflos
- frustriert
- verbittert
- einsam

Affirmationen

- Ich bin voller Hoffnung.
- Ich bin für mein Leben verantwortlich.
- Ich bin fähig, mich mit anderen auseinander zu setzen.
- Ich bin Teil eines größeren Ganzen.

„Geben und Nehmen"

Der Auseinandersetzung mit der Umwelt (Nr. 3 Ferrum phosphoricum) folgt der Austausch mit der Umwelt. Auf der körperlichen Ebene erfolgt ein wesentlicher „Austausch" mit der Aufnahme von Sauerstoff und der Abgabe von Kohlendioxid. Die Aufnahme von Sauerstoff wird unterstützt durch Nr. 3 Ferrum phosphoricum, der Austausch durch Nr. 6 Kalium sulfuricum.

Das zugehörige Organ, die Lunge, steht für die Verbindung zwischen der Außen- und der Innenwelt. Diese unterliegt einem Rhythmus, der durch Ein- und Ausatmen deutlich wird. Wir kennen im Volksmund Ausdrücke wie: „Da bleibt mir die Luft weg", „Außer Atem sein", „Wieder zu Atem kommen", „Seinem Ärger Luft machen". Die Atmung ist wichtig und lebenserhaltend. Gleichzeitig ist sie eng verbunden mit unserem seelischen Empfinden und Befinden. Die Lunge ist auch der physische Ort unseres inneren Raumes, den wir haben und den wir uns nehmen. Ein Mensch, der ständig bemüht ist, den (vermeintlichen) Ansprüchen der anderen Menschen gerecht zu werden, findet vielleicht nicht mehr den Weg, die eigenen Ansprüche geltend zu machen.

Haben Sie erlebt, dass ein Mensch, dessen Zuneigung für Sie bedeutsam war oder ist, eine Bedingung an Sie stellt? Haben Sie z. B. als Kind den Satz gehört: „Wenn du jetzt brav bist, dann spiele ich mit dir?"

Wenn eine solche Struktur die Regel wird, entwickelt sich eine Persönlichkeit, die bemüht sein wird, die Wünsche und Erwartungen der anderen zu erfüllen. Das Gefühl, immer die Ansprüche anderer Menschen zu erfüllen, aber die eigenen nicht leben zu können, erzeugt im Inneren eine Enge. Es fehlt „die Luft zum Atmen". Auf der körperlichen Ebene kann sich dies in Atemnot, ja sogar Asthma zeigen. Das körperliche Problem bei Asthma ist, dass die verbrauchte Luft nicht abgegeben werden kann, während frische sauerstoffreiche Luft in die Lunge strömt. Bei einem Asthmaanfall ist das zugrunde liegende Problem nicht zu wenig, sondern zu viel Luft. Ein gutes Verhältnis von „Geben und Nehmen" ist körperlich und seelisch wichtig für einen gesunden Lebensrhythmus. Der Dichter und Forscher Johann Wolfgang von Goethe hat das wunderbar in einem kleinen Vers beschrieben: „Im Atem holen sind zweierlei Gnaden: Die Luft einziehen, sich ihrer entladen, jenes bedrängt, dieses erfrischt, so wunderbar ist das Leben gemischt."

Stau der Gefühle

Auf die Dauer kann ein Mensch seine eigenen Bedürfnisse kaum unterdrücken. Er wird immer wieder daran erinnert. Ich erlebe häufig Frauen, die sich über ihre (Ehe-)Männer ärgern: „Ich muss alles machen", „Ich habe meinen Beruf und mein Hobby für die Familie aufgegeben und er nicht", „In unserer Freizeit machen wir nur, was er will". Wenn ich nachfrage, ob sie mit ihrem Mann darüber geredet haben, schaut mich so manche Frau entrüstet an und sagt. „Warum? Das muss er doch wissen". Woher?

Nr. 6: Kalium sulfuricum (D 6)

Die Äußerung der persönlichen Bedürfnisse und Ansprüche setzt die eigene Klarheit hierüber voraus. Die Unterstellung, der andere kenne diese und ignoriere sie, führt zu Ärger. Er vergiftet den Menschen und löst umfangreiche biochemische Prozesse aus, in deren Folge die Organe belastet werden.

Die Atmung verändert sich, der Verdauungsapparat wird verlangsamt, kommt vielleicht sogar zum Erliegen. Die Nahrungsaufnahme wird teilweise eingestellt. Der Blutzuckerwert steigt an. Es entwickelt sich ein Teufelskreis, in dessen Folge auch die Bauchspeicheldrüse sehr belastet wird. Wenn die Verdauung eingeschränkt ist, fühlt sich der Mensch „voll". Ein Mensch, der „nichts verdauen kann", ist nicht mehr bereit, etwas aufzunehmen.

Ärger ist reaktiv und beschreibt einen Zustand. Hält er dauerhaft an, kann ein Gefühl daraus werden: Hass. Aus der „Laus, die über die Leber gelaufen ist", kann eine anhaltende Belastung, in der Folge sogar eine Schädigung der Leber resultieren. Es besteht auf dieser Ebene ein direkter Zusammenhang mit Nr. 10 Natrium sulfuricum.

Licht im Leben

Leben braucht Licht. Die DNS-Struktur unserer Zellen kann Licht (Photonen) speichern und auch wieder abgeben. Die Photonen regulieren den Zellstoffwechsel und Mechanismen der Kommunikation zwischen den Zellen. Sind die Zellen vergiftet oder im Stoffwechsel beeinträchtigt, wird weniger Licht aufgenommen und gespeichert. In der Folge kommt es zu Regulationsstörungen im gesamten Stoffwechsel und zu Störungen von Körper und Psyche.

Die positive Wirkung von Licht auf die Stimmungslage hat jeder von uns bereits erfahren. Insbesondere die Wintermonate lasten vielen Menschen schwer auf ihrem Gemüt. Auf der körperlichen Ebene hilft Kalium sulfuricum, Licht aufzunehmen. Allerdings: Der Mensch braucht auch Gelegenheit, um Licht aufnehmen zu können. Insbesondere Aufenthalte im Freien sind Basis für die Aufnahme von Licht und auch von Sauerstoff! Die „Lichtempfindlichkeit" der Menschen nimmt zu, übrigens auch die

Angst vor gefährlicher UV-Strahlung. In vielen Cremes werden hohe Lichtschutzfaktoren eingearbeitet, um die Haut vor der Strahlung abzuschirmen. Ich frage mich, warum ein Mensch, der den ganzen Tag in geschlossenen Räumen verbringt, einen Lichtschutzfaktor braucht? Sicher, wenn jemand im Sommer ein Sonnenbad nimmt. Aber im „normalen" Leben wird die Haut nicht nur belastet, es wird sogar die minimale Aufnahme von Licht verhindert.

Der Eigenschutz der Haut kann langsam aufgebaut werden. Die Melanozyten, deren Funktionsmittel Kalium sulfuricum ist, sind die Sonnenschirme unserer Haut. Sie bilden den braunschwarzen Farbstoff, der ultraviolette Strahlung abfängt, und schützen so die tieferen Gewebe. Auf der seelischen Ebene kann der Mensch auch (wieder) lernen, sich langsam zu öffnen und zu schützen.

In der Antlitzanalyse kennen wir die Pigmentflecken als Zeichen von Kalium sulfuricum. Sie werden als Ablagerungen gedeutet. Auch auf der seelischen Ebene können „Ablagerungen" entstehen, die in einem längeren Prozess mit viel, viel Geduld abgearbeitet werden können.

Kalium sulfuricum unterstützt bei:

Ärger, verurteilt alle und alles, nächtlichem Herzklopfen, Missmut, negativer Grundhaltung

Nr. 7 Magnesium phosphoricum (D 6)
(Magnesiumphosphat)

Der Mensch will (an-)erkannt werden!

Steckbrief Nr. 7 Magnesium phosphoricum:

Körperliche Ebene

Magnesium phosphoricum

⇨ großes Nervenmittel, steuert das **vegetative Nervensystem**. Es unter-

Nr. 7 Magnesium phosphoricum (D 6)

stützt den **Energiehaushalt** und entlastet somit den übermäßigen Verbrauch an Vitalstoffen im Stoffwechsel.

⇨ unterstützt **unwillkürliche Funktionen im Körper:** die peristaltische Tätigkeit des Darms, die Drüsentätigkeit, die Gebärmutter, das Herz und die Fließfähigkeit der Lymphe.

⇨ ist Bestandteil der **Knochenhüllen** und besonders für Kinder im Wachstum bedeutsam.

⇨ ist durch seine **entspannende Wirkung** ein „biochemisches Schlafmittel", aber auch bewährt in der Anwendung durch die sogenannten „Morgenmuffel". Auch das „Lampenfieber" vor aufregenden Ereignissen oder das „Kloßgefühl" im Hals verweisen auf einen Bedarf an Magnesium phosphoricum.

Besonderheit:
Der Hunger auf Schokolade ist ein deutliches Zeichen für ein Defizit an Magnesium phosphoricum! Auch starker Kaffee- und Nikotingenuss verweisen auf hohe Anspannung und damit auf den Bedarf an diesem Mineralstoff.

„Die heiße 7".
Magnesium phosphoricum ist das das einzige Schüßler-Salz, das in aufgelöstem heißen Wasser eine besondere Funktion ausübt: durch den (kurzen) Abkochvorgang werden zunächst die Gase aus dem Wasser getrieben. In Verbindung mit 7 – 10 Tabletten Magnesium phosphoricum entsteht nun eine Lösung, die den Körper unterstützt, Fäulnisgase aus dem Darm auszutreiben. Gleichzeitig wird die Entkrampfung und Entspannung unterstützt.
Aufgrund der schnell eintretenden und wohltuenden Wirkung der „heiße 7" eignet sich diese Art der Einnahme auch bei allen Schmerzen, die plötzlich krampfartig, blitzartig schießend, bohrend oder stechend sind.

Körperliche Zeichen:
Schmerzen s. o., Verspannungskopfschmerzen, Regelkrämpfe, Schlafstörungen, Blähungen, Lampenfieber, hoher Cholesterinspiegel

Seelische und mentale Ebene

Themen:

⇨ Anerkennung und Würde

⇨ Geltung verschaffen

Situationen, die Stress erzeugen

- Unterforderung
- Prüfungen
- Präsentationen
- Respektlosigkeit
- unausgesprochene Konflikte

Belastende Gefühle	Affirmationen
• erregt	• Ich bin in Frieden.
• nervös	• Ich bin gelassen.
• abhängig	• Ich bin frei, neue Entscheidungen
• ängstlich	zu treffen.
• angespannt	• Ich bin mutig.
	• Ich bin kraftvoll.

Würde

Die Würde des Menschen ist unantastbar. Dieser Anspruch ist in unserem Grundgesetz festgelegt. Die Würde des Menschen ist nicht käuflich und sie kann auch nicht erarbeitet werden. Die Würde ist ein Geschenk, das jedem Menschen mit der Geburt mitgegeben ist.

Die Würde des Menschen wird im Alltag oft verletzt. Wenn Kinder hören: „Wie siehst du denn aus?", „Das weißt du nicht?", „Das kannst du nicht?" werden sie vorgeführt und beschämt. In ihnen entsteht das Gefühl, nicht wertvoll zu sein, zu versagen. Je nach Disposition des Menschen hat dies unterschiedliche Auswirkungen.

Ein kämpferischer Mensch wird versuchen, seinen Wert durch Leistung und Erfolge zu beweisen. Das versetzt den Menschen in eine große Anspannung und erhöht den Grundumsatz im Körper sehr. Der Mensch steht förmlich unter Strom. Wenn Leistung an die Stelle von Würde tritt, kommt der Mensch nicht mehr zur Ruhe. Umgangssprachlich kennen wir den Ausdruck des „Verheizens". Magnesium phosphoricum unterstützt die Mitochondrien der Zelle, die „Heizkraftwerke" in der Energiegewinnung. Steht kein „Stoff" für die Energiegewinnung zur Verfügung, zeigt sich dies in Antriebsarmut und Verlangsamung der Reaktionen. Der betroffene Mensch wird übellaunig, mag morgens nicht aufstehen und am Abend nicht ins Bett gehen.

Ein anderer Mensch wird vielleicht aufgrund der mangelnden Anerkennung kein Zutrauen mehr haben. Das sind beispielsweise Menschen, die Prüfungen meiden oder trotz guter Kenntnisse und Vorbereitungen unter extremer Angst davor leiden. Es kann auch in diesen Fällen sein, dass die betroffenen Menschen phlegmatisch wirken, antriebslos und unmotiviert.

Eine besondere Verletzung stellt der Missbrauch eines Menschen zur Bedürfnisbefriedigung dar. Dramatisch und traumatisch ist dies im Falle eines sexuellen Missbrauchs. Das ist offensichtlich. Verdeckter und weniger erkannt ist, dass in Beziehungen (Eltern-Kind, Liebesbeziehungen) häufig vom anderen erwartet wird, er möge die eigenen Bedürfnisse befriedigen. Das Kind soll die schulischen Leistungen bringen, die die Eltern nie erbracht haben, der Partner soll mir helfen, meine schlechte Angewohnheit zu überwinden… In dieser Situation wird die andere Person zum Mittel. Sie wird nicht gewürdigt in ihrer einzigartigen Individualität und in der Freiheit, sich selbst zu entfalten. Aus der „Bedürftigkeit" entsteht ein Anforderungsdruck, der auf der körperlichen Ebene in eine Übersäuerung (Nr. 9 Natrium phosphoricum) führt.

Stolz

Stolz ist eine elementare Emotion des Menschen, die in allen Kulturen mit gleichen Körpergesten, beispielsweise einer aufrechten Körperhaltung, zum Ausdruck kommt. Der Stolz entspringt der inneren Gewissheit, etwas Besonderes und Anerkennenswertes geleistet zu haben oder daran mitzuwirken. Leider wird Stolz häufig negativ bewertet. Die negative Bewertung tritt auf, wenn Stolz an die Stelle von Würde tritt oder auch mit „Hochmut" verwechselt wird. Die Würde ist ein Geschenk, der Stolz will erarbeitet sein. Zeigt ein Mensch ein übertrieben „stolzes" Auftreten, spüren die anderen Menschen sofort, dass etwas Unechtes, ja Anmaßendes vermittelt wird. Gesunder Stolz muss nicht nach außen demonstriert werden.

Stolz ist positiv, wenn ein Mensch, das, was er tut, auch für sich anerkennen kann. Die Lebensleistung eines Menschen ist nicht selbstverständlich.

„Ein Pessimist gleicht einem Mann, der von einem Wandkalender jeden Tag Blatt für Blatt abreißt und wehmütig zuschaut, wie der Kalender mit jedem Tag dünner wird und das Leben verrinnt. Der Optimist reißt auch jeden Tag ein Blatt ab, macht aber auf der Rückseite Notizen über das, was er an diesem Tag erlebt, geschaffen oder tapfer durchlitten hat. Und stolz legt er seine Notizen beiseite."

Viktor Frankl

In dieser Haltung ist der Mensch nicht mehr darauf angewiesen, permanent die Bestätigung von außen zu bekommen. Die Gewissheit über die erbrachte Leistung nimmt die Spannung. Das gibt auch Kraft, auf die eigenen Schwächen und Fehler zu sehen. Ich kann zum Beispiel über Schüßler-Salze reden, aber habe überhaupt kein Talent, mich räumlich mit Karten zu orientieren. Dank der modernen Navigationssysteme finde ich mich einigermaßen zurecht. Früher habe ich gedacht, ich müsste diese Schwäche unbedingt überwinden. Heute finde ich andere Herausforderungen wichtiger und lebe damit, dass ich manchmal mehr Zeit brauche, um am richtigen Ort anzukommen.

Stolz, wie Frankl ihn darstellt, führt auch nicht zu der Haltung des Hochmuts. „Hochmut kommt vor dem Fall" ist ein gängiger Spruch. Der Hochmut blendet den Menschen. Die verfälschte Wahrnehmung kann dazu führen, dass der Mensch sich überschätzt. Er geht beispielsweise in eine Prüfung, ohne sich vorzubereiten. Er lebt immer mit dem Risiko der Blamage. Sich Geltung verschaffen, auf etwas stolz sein können, erfordert genau auf die Stärken und Schwächen der eigenen Person zu schauen. Das gibt Sicherheit und verhindert, dass ein Mensch sich hoffnungslos überfordert.

Magnesium phosphoricum unterstützt bei:

Stress, unterschwelliger Anspannung, Herzbeschwerden ohne organische Ursache, Trägheit (phlegmatisch), starker nervlicher Erregung, Sucht, mangelnder Gelassenheit, Angst vor Blamage

Nr. 8: Natrium chloratum (D 6)
(Natriumchlorid, Chlornatron)

> **Der Mensch will glücklich sein!**

Steckbrief Nr. 8 Natrium chloratum:

Körperliche Ebene
Natrium chloratum

⇧ reguliert den **Flüssigkeitshaushalt** und damit den Wasserhaushalt. Viel oder im Gegenteil wenig Durst sind Zeichen eines Bedarfs an Natrium chloratum.

⇧ ist wichtig für die **Bildung neuer Zellen** und deshalb in Verbindung mit Nr. 2 Calcium phosphoricum und Nr. 5 Kalium phosphoricum gewebeaufbauend.

⇧ wesentliches Funktionsmittel zur **Ausscheidung biologischer und metallischer Gifte** (Amalgam!).

⇧ unterstützt den Stoffwechsel **nicht oder kaum durchbluteter Gewebe** wie beispielsweise Bänder, Sehnen, Knorpel.

⇧ **Schleimstoff** wird gebunden, so dass ein Defizit zu einem Austritt von wasserhellen, klaren Schleim führen kann. Bei Allergien ist Natrium chloratum das wesentliche biochemische Funktionsmittel.

⇧ reguliert im **Magen** die Bildung von Salzsäure. Ein brennendes Gefühl im „Schlund" zeigt den Bedarf an Natrium chloratum an.

Seelische und mentale Ebene

Themen:

⇨ Ausdruck der eigenen Bedürfnisse

⇨ Auseinandersetzung mit den Erwartungen der Anderen

Situationen, die Stress erzeugen

- Konferenzen
- steigender Erwartungsdruck
- schlechtes Arbeitsklima
- Gleichgültigkeit
- Verrat

Belastende Gefühle

- starr
- bedrückt
- enttäuscht
- unzufrieden

Affirmationen

- Ich bin wertvoll.
- Ich bin frei.
- Ich bin im Vertrauen.
- Ich bin glücklich.

Glück

Jeder Mensch will glücklich sein. Das Glück wird daher mit vielen Vorstellungen besetzt. Es gibt „Anleitungen zum Glücklich-Sein" und Werbung und Filme vermitteln uns, wie „das Glück" auszusehen hat. Wir brauchen nur das richtige Deo, das richtige Auto usw. Oder wir bekommen Lebensmodelle angeboten, die Garant für das Glück sein sollen. Hinter all dem verbirgt sich die Botschaft, dass Glück machbar oder sogar käuflich ist. Jeder Mensch ist „seines Glückes Schmied".

Aus der Angst, das Glück zu verpassen, entstehen Erwartungen an das Leben, an Beziehungen, an andere Menschen (s. a. Nr. 1 Calcium fluoratum). Das Leben kümmert sich aber nicht um die Erwartungen des Menschen. Und das Glück lässt sich nicht erzwingen. Also wird der Mensch mit großer Wahrscheinlichkeit enttäuscht und reagiert „verschnupft". Das Hollywood-Ideal der Liebe vermittelt sogar, dass Liebende die Wünsche gegenseitig erraten müssten. Die Verantwortung, die eigenen Wünsche und Bedürfnisse auszudrücken, ja vielleicht einzufordern, wird voll-

Nr. 8: Natrium chloratum (D 6)

ständig an den Partner oder die Partnerin abgegeben. Damit ist die Ent-Täuschung vorprogrammiert. Eine Frau erzählte im Seminar, dass ihr Mann von Beginn ihrer Ehe an, jeden Tag einen Blumenstrauß für sie mitgebracht hatte. Anfangs freute sie sich sehr über diese Aufmerksamkeit. Aber dann trat in ihr sogar eine Wut auf, weil sie mittlerweile ein Haus gebaut hatten und das Geld dringend dafür benötigten. Sie sagte ihm aber nicht, dass sie keinen Blumenstrauß mehr haben wolle, um ihn nicht zu verletzen. Das ging einige Jahre (!) so, bis aus irgendeinem Anlass heraus ein Streit entbrannte. Im Laufe der Auseinandersetzung stellte sich heraus, dass ihr Mann den Blumenstrauß am liebsten schon lange Zeit nicht mehr mitgebracht hätte, aber annahm, es mache sie glücklich.

Aktiv bleiben

Menschen, die aktiv ihr Leben gestalten, gehen dem Glück entgegen. Das Wechselspiel und der Austausch von Natrium und Kalium sind auf der körperlichen Ebene Grundlage für Bewegung und Aktion. Schon ein geringes Ungleichgewicht führt zu körperlichen Einschränkungen oder Störungen. Für das seelische und mentale Wohlbefinden ist die Harmonie und der lebendige Fluss zwischen Gefühlen und Verstand elementar.

In einer starren Lebenshaltung soll sich das Leben dem Modell anpassen. Die Fragen, die das Leben stellt, werden ignoriert. Der Mensch erstarrt im wahrsten Sinn des Wortes zur „Salzsäule". Auch der Gedanke, jemanden glücklich zu machen, kann in eine Er-Starrung führen. Wie das Kaninchen die Schlange, beobachtet der Mensch die „geliebte" Person und setzt alles daran, deren Wünsche zu erkennen und zu erfüllen. Das kann mal gut gehen, aber in der Regel entsteht dadurch viel Frustration. Zudem spürt der so geliebte Mensch, dass es gar nicht um ihn geht. Er spürt die Erwartungshaltung und die Bedürftigkeit des anderen Menschen. Passen die Verhaltensstrukturen zueinander, entsteht daraus eine Beziehung, die in einem festgefahrenen Modell funktioniert. „Bewegt" sich ein Mensch in einer solchen Beziehung, spürt er sofort die Enge und den Mangel an Freiheit.

Ein französisches Sprichwort sagt: „Die Liebe ist ein Kind der Freiheit."

Natrium chloratum ist das Funktionsmittel der Nieren. Diese werden auch auf der physischen Ebene als Spiegel der Liebesbeziehung gesehen. Es ist nahe liegend, zu kompensieren und die eigenen Bedürfnisse zumindest teilweise zu leben. Die Enttäuschung und die Frustration bleiben. Der Mensch „trocknet" förmlich innerlich aus. Ein körperliches Zeichen für den Bedarf an Natrium chloratum sind die knackenden Gelenke. In der Umgangssprache kennen wir „es knackt im Gebälk". Wenn die Beziehung „morsch" wird, kann sie jederzeit brechen. Sie hält keiner Belastung stand. Schon ein geringfügiger Anlass kann zum Bruch führen. Es besteht hier ein unmittelbarer Zusammenhang zwischen den vier Schüßler-Salzen Nr. 1 Calcium fluoratum, Nr. 4 Kalium chloratum, Nr. 8 Natrium chloratum und Nr. 11 Silicea. Das ist die notwendige Kombination auf der körperlichen Ebene für Sehnen, Bänder und Gelenkpflege.

Geduld

Auf der körperlichen Ebene ist Natrium chloratum das Funktionsmittel der Gewebe, die nicht oder kaum durchblutet werden. Ihre Regeneration erfordert viel Geduld. Geduld erfordert Zeit und Zeit ist genau das, was in unserer Gesellschaft sehr rar geworden ist. „Keine Zeit haben" ist normal. Kann ich mir Zeit nehmen? Diese Frage kann zu einer Schlüsselfrage Ihrer Lebensqualität werden.

Ungeduld macht Druck. Auf der körperlichen Ebene kann sich dies in hohem Blutdruck äußern. Geraten die Nieren unter Druck, wird der gesamte Wasser- und Elektrolythaushalt instabil.

Das Wort „Geduld" drückt auch aus, etwas zu „dulden", (er-)tragen zu können. Im negativen Sinne werden schlechte Zustände erragen, ohne eine Veränderung anzugehen. Das „zermürbt". Im positiven Sinne entwickelt sich eine Gelassenheit, den anstehenden Veränderungen auch Raum und Zeit zu geben, um sich zu entwickeln.

Geduld erfordert Vertrauen. Vertrauen darin, dass ein Prozess gelingen kann, ohne dass ich weiß, wie er sich morgen konkret gestaltet. Vertrauen darin, dass es immer eine Lösung geben wird. Vertrauen darin, dass Liebe stärker ist als Hass.

Natrium chloratum unterstützt bei:

Starren Haltungen, Enttäuschungen, fehlender Geduld, kann sich neuen Bedingungen nicht anpassen, schwelgt in Idealen, Selbstverleugnung, steht unter Hochdruck, mangelnder Wahrnehmung anderer Menschen, Hirnermüdung

Nr. 9: Natrium phosphoricum (D 6)
(Natriumphosphat)

Der Mensch will seinen Willen zum Ausdruck bringen!

Steckbrief Nr. 9 Natrium phosphoricum:

Körperliche Ebene

Natrium phosphoricum

⇧ ist eine **basische Mineralstoffverbindung**, die Säuren abbaut. Sie entlastet den Körper im Falle einer **Übersäuerung.**

⇧ ist Bestandteil der **Nervenbahnen**, wichtig für ein belastbares Nervensystem.

⇧ reguliert den **Fettstoffwechsel**. Ein Defizit an Natrium phosphoricum kann sich daher in der Ausscheidung von Fetten (fettige Haut, Haare, Mitesser) äußern.

Besonderheit:
Heißhunger auf Süßigkeiten und fette Speisen sind deutliche Signale einer Übersäuerung und verweisen auf den Bedarf an Natrium phosphoricum!

Seelische und mentale Ebene
Themen:

⇧ Bewertung des Verhaltens anderer Menschen: Sauer sein!

⇧ Das eigene Verhalten anderen Menschen gegenüber: Nachdruck

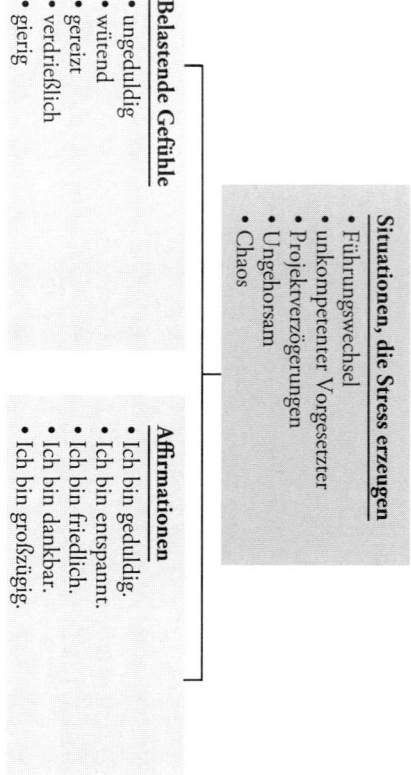

Situationen, die Stress erzeugen

- Führungswechsel
- unkompetenter Vorgesetzter
- Projektverzögerungen
- Ungehorsam
- Chaos

Belastende Gefühle

- ungeduldig
- wütend
- gereizt
- verdrießlich
- gierig

Affirmationen

- Ich bin geduldig.
- Ich bin entspannt.
- Ich bin friedlich.
- Ich bin dankbar.
- Ich bin großzügig.

Balance

Natrium phosphoricum ist die einzige basische Mineralstoffverbindung unter den 12 Basissalzen. Säuren und Basen sollten im Körper ausgeglichen sein. Wenn es zu einem Überschuss an Säuren kommt, gerät die körperliche Balance ins Wanken. Eine kurzfristige Belastung wird kompensiert, eine anhaltende führt zu Störungen. Wir alle kennen eine Situation, in der wir „sauer waren". Vielleicht haben Sie eine Situation erlebt, in der jemand Ihnen etwas aufzwingen wollte? Oder Sie wollten etwas erreichen und genau das Gegenteil ist eingetreten?

Viele Menschen erleben, dass ihre Bedürfnisse nicht gesehen werden. Eine Verhaltensstrategie kann nunmehr sein, diese mit großem Nachdruck durchzusetzen. Dabei unterstellen sie gleichzeitig, dass der andere im Grunde nicht will, aber sich „fügen" soll. Die wiederholte Erfahrung, dass andere Menschen nicht tun, was sie „sollen" und dass alles anders läuft, als Sie wollen, macht Sie sauer. „Säureschaum bis zum Hals", schrieb mir ein Freund, als er im Stau steckte und doch so gerne pünktlich gewesen wäre. Wenn das häufiger passiert, wird der Mensch im wahrsten Sinne des Wortes sauer. Es entstehen körperliche Beschwerden wie Sodbrennen oder chronische Erkrankungen wie Rheuma. Der saure Mensch wirkt verdrießlich und genervt. Schließlich entwickelt sich ein Teufelskreis. Ein gereizter Mensch wirkt nicht gerade entspannend auf andere ... Das Umfeld reagiert mit Abwehr oder ebenfalls gereizt. Körperlich entsteht ein zunehmendes Ungleichgewicht zugunsten der Säuren. Die Spannung erhöht sich. Die körperliche Substanz wird angegriffen. Schließlich kann der Mensch keine zusätzliche Belastung mehr „abpuffern".

Das „süße" Leben

Das Gegenteil von sauer ist süß. Insbesondere bei Kindern kennen wir den Ausspruch „Ist die süß!". Wenn Sie das gedacht haben, haben Sie bestimmt in ein freundliches, nicht in ein saures Gesicht geschaut. Kinder lernen schon früh, dass „süß" als Geschmack angenehm ist. Zuckerspeisen sind leicht verwertbare Kohlehydrate, die den Glückshormonspiegel schnell erhöhen. Einmal gelernt, dass in einer schlechten Stimmung etwas Süßes die Stimmung sofort ansteigen lässt und sich eine Zufriedenheit einstellt, wird diese Erfahrung gern wiederholt. Im Körper entsteht dadurch ein Überschuss an Säuren und bereits kleine Kinder geraten in eine „Säurespirale".

Auf der körperlichen Ebene entstehen Störungen, beispielsweise der Haut, der Verdauung, des Immunsystems, des Nervensystems und im Wachstum. Allgemein verlieren Menschen, die sich ihr Leben „versüßen" wollen, den gesunden Appetit. Ihr Geschmack ist verdorben und es entwickelt sich ein gieriges Verhalten. Da sie weder auf der körperlichen Ebene noch auf der seelischen Ebene einen Zustand der tatsächlichen Sättigung erreichen, werden sie regelrecht abhängig. Sie „fressen alles in sich hinein" und mit der Zeit schützt sie eine „Speckschicht" vor dem, was so so unangenehm ist.

Aus dieser Spirale findet der Mensch nur, wenn durch Ernährung, Bewegung und weitere Maßnahmen ein Veränderungsprozess eingeleitet wird. Jeder Mensch hat das innere Bedürfnis, ein angenehmes Leben in einem angenehmen Umfeld zu führen. Schritt für Schritt, sanft und mit Geduld kann eine stabile Veränderung erreicht werden. Natrium phosphoricum hilft bei der Umstimmung des Menschen und stabilisiert auf dem Weg der Veränderung.

Natrium phosphoricum unterstützt bei:

Gereiztheit, „sauer", zwingt anderen permanent den eigenen Willen auf, frisst alles in sich hinein

Nr. 10: Natrium sulfuricum (D 6)
(Natriumsulfat)

> **Der Mensch will im Einklang mit sich und seiner Umwelt leben!**

Steckbrief Nr. 10 Natrium sulfuricum:

Körperliche Ebene

Natrium sulfuricum

⇨ ist vorausssetzend für die **Entgiftung und Ausscheidung von Stoffwechselprodukten.**

⇨ bewirkt die **Ausscheidung von Wasser** aus den Geweben. Im Falle eines Defizits können Schwellungen der Beine, Finger, Augenlider, Tränensäcke auftreten.

⇨ unterstützt den **Darm.** Sowohl bei Verstopfung als auch bei Durchfall ist es ein bewährtes Mittel.

⇨ reguliert die **Blasenentleerung.** Es hat sich bei Störungen wie Bettnässen, Harntröpfeln, Harnverhalten in der Anwendung bewährt.

⇨ nimmt Einfluss auf den **Depotzucker** und damit auf den Blutzuckerspiegel insgesamt. Es wird bei Diabetes Typ II zur Prophylaxe und Begleitung angewendet.

Seelische und mentale Ebene

Themen:

⇨ Aggressive Gefühle: spüren und annehmen!

⇨ Aggressive Gefühle im Umgang mit anderen Menschen

Nr. 10: Natrium sulfuricum (D 6)

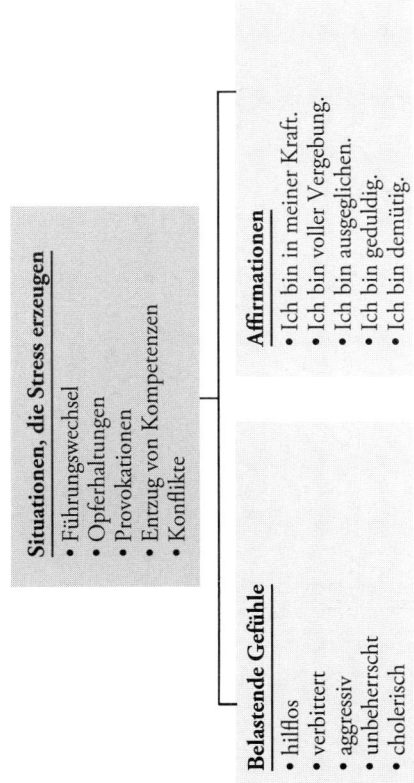

Situationen, die Stress erzeugen

- Führungswechsel
- Opferhaltungen
- Provokationen
- Entzug von Kompetenzen
- Konflikte

Affirmationen

- Ich bin in meiner Kraft.
- Ich bin voller Vergebung.
- Ich bin ausgeglichen.
- Ich bin geduldig.
- Ich bin demütig.

Belastende Gefühle

- hilflos
- verbittert
- aggressiv
- unbeherrscht
- cholerisch

Loslassen können

Gefühle, die wir uns nicht eingestehen, bekommen ein Eigenleben. Jeder Mensch strebt zunächst danach, im Einklang mit sich selbst und seiner Umwelt zu leben. Insbesondere Ängste und Aggressionen, die nicht bearbeitet werden, wüten jedoch im Unbewussten. Anhaltender Ärger (Nr. 6 Kalium sulfuricum) kann in Wut und Zorn übergehen. Der Mensch füllt sich förmlich mit Wut an, „bis er platzt". Das kann als cholerisches Verhalten oder als „Wutausbruch" wahrgenommen werden. Wut und Zorn haben wir alle schon erlebt. Ich kannte einen Lehrer, bei dem morgens immer genau geschaut wurde, mit welcher Miene er in die Schule kam. „Er hat den bedrohlichen Blick", hieß es an den Tagen, an denen – meistens ohne für Außenstehende ersichtlichen Anlass – mit einem Zornesausbruch zu rechnen war. Er schrie und schmiss Sachen an die Wand, rannte wütend aus der Klasse. Mit der Zeit stellten sich die Schüler darauf ein, aber die Angst vor seinen Ausbrüchen blieb. Heute weiß ich, dass sein Antlitz in einem Lehrbuch für die Zeichen von Natrium sulfuricum hätte stehen können: gedunsenes blau-rotes Gesicht, die Stirn entzündlich rot, die Nase blau, Tränensäcke.

„Unbeherrscht" bezeichnen wir ein derartiges Verhalten und darin versteckt sich der Anspruch, „herrschen" zu wollen. Die eigenen Bedürfnisse sollen mit Gewalt durchgesetzt werden. Das stellt eine Bedrohung für andere dar. Sie verschließen sich, müssen sich schützen, was die Wut des anderen noch steigert. Wie in einem Ping-Pong-Spiel wird die Wut immer auf den zurückgeworfen, der sie empfindet. Wird sie nicht be-arbeitet, richtet der betroffene Mensch die Wut entweder gegen sich selbst oder noch stärker gegen andere. Auf der körperlichen Ebene wer-den alle Organe in einen Ausnahmezustand versetzt. Besonders das Herz, die Lunge, die Leber und der Darm leiden darunter.

Natrium sulfuricum ist ein wichtiges Funktionsmittel für den Darm. Wir kennen die stinkenden Blähungen als deutliches Zeichen für den Be-darf an Natrium sulfuricum. Sie entstehen, weil jemand etwas nicht „gut verdaut" hat. Der Nahrungsbrei liegt im Darm, fault und gärt vor sich hin. Es entstehen Gase, wie das Sumpfgas, die als Nervengifte wirksam werden. Sie lähmen das zentrale Nervensystem und die Darmperistaltik. In der Folge kann es zu Reizungen und chronischen Entzündungen der Darmschleimhaut kommen. Chronische Erkrankungen des Darms wer-den hiermit in Verbindung gebracht.

Der Darm ist unser „Bauchhirn". „Verstopft sein" oder „Schiss haben" sind Ausdrücke der Umgangssprache, die das deutlich zum Ausdruck bringen. Gehirn und Bauch sind in gleicher Weise in der Lage, Informa-tionen zu speichern.

Verzeihung
Ein Mensch, der sich in der Welt nicht aufgehoben fühlt und in seinen Ärger eintaucht, fühlt sich in gewisser Weise ausgeliefert. Erlebt er nun tiefe seelische Verletzungen, kann das Gefühl von Hass in ihm entstehen. Auf der körperlichen Ebene besteht ein enger Zusammenhang zwischen Nr. 6 Kalium sulfuricum und Nr. 10 Natrium sulfuricum. Auch auf der seelischen Ebene gibt es einen Übergang zwischen dem Ärger (Nr. 6) und dem Hass (Nr. 10).

Hass ist das intensivste Gefühl der Abneigung und Feindseligkeit. „Der Hass ist die Liebe, an der man gescheitert ist", beschreibt es Søren Kier-kegaard. Jemand, der hasst, sieht den anderen/die anderen als Bedrohung an. Er fühlt sich ausgeliefert und glaubt, sich nicht wehren zu können. Der Hass kann betäubt werden (Alkohol!) oder zu aggressivstem Verhalten führen. Hass vergiftet die Seele und den Körper. Das wichtigste Entgiftungsorgan ist die Leber. Der von ihr abgegebene Verdauungssaft, die Galle, ist bitter. Das wesentliche biochemische Funktionsmittel der Leber ist Nr. 10 Natrium sulfuricum.

Kennen Sie einen verbitterten Menschen? Oder vielleicht einen unerbitterlichen Menschen? Wer hasst, ist unerbitterlich und kann nicht verzeihen. Das Gegenteil von Verzeihung ist Hass und Rache. Verzeihen ist nicht gleichzusetzen mit „Verstehen" oder „Vergessen". Es ist ein langer und intensiver Prozess, der uns mehr fordert als Trauerarbeit.

Natrium sulfuricum unterstützt bei:
Cholerischem Verhalten, Darmbeschwerden infolge psychischen Stresses, Folgen von Alkohol

Nr.11: Silicea (D 12)
(Kieselsäure)

> **Das große Glück des Menschen ist das innere Wissen, geliebt zu werden!**

Steckbrief Nr. 11 Silicea

Körperliche Ebene:
Silicea

⇨ ist das Hauptmittel der **Bindegewebszellen** und vorausetzend für den Aufbau des Bindegewebes. Eine gute Versorgung mit Silicea verlangsamt die Faltenbildung.

⇨ gilt als biochemisches Schönheitselixier, weil dieser Mineralstoff ein wichtiger Baustein für die Haare und die Nägel ist.

⇨ ist wesentlich an der Neubildung von **Knochen und Knorpel** beteiligt.

⇨ ist ein wesentliches biochemisches **Nervenmittel** und hat sich in der Anwendung bei akuten Reizungen wie Ischias bewährt.

Besonderheit:

Die innere Einnahme von Silicea erfordert viel Geduld und sollte – wo möglich – durch äußere Anwendungen des Mineralstoffs unterstützt werden.

Achtung:

Silicea ist bedeutsam für den Abbau abgelagerter Säure im Körper. Die Einnahme von Silicea führt zur Lösung dieser Säuren und sollte daher in solchen Fällen mit Nr. 9 Natrium phosphoricum zum Abbau der Säuren begleitet werden. Ohne diese notwendige Ergänzung können bei einer auf Silicea begrenzten Einnahme schmerzhafte Reaktionen in den Gelenken oder der Muskulatur oder Übersäuerungsbeschwerden des Magens auftreten.

Seelische und mentale Ebene

Themen:

⇨ Verantwortung für das eigene Glück

⇨ Auseinandersetzung oder Harmonie

Situationen, die Stress erzeugen	Affirmationen
• Älter werden	• Ich bin frei.
• unausgesprochene Konflikte	• Ich bin harmonisch.
• streitsüchtiger Partner	• Ich bin ruhig.
• Betrug	• Ich bin lebendig.
	• Ich bin geliebt.

Belastende Gefühle
• süchtig
• zerrissen
• nervös
• leer
• verloren

Bindung

Die erste und tiefe Erfahrung ist die Bindung zwischen Mutter und Kind. Auf der körperlichen Ebene ist Silicea als Mittel des Binde-Gewebes bedeutsam. Der Mineralstoff Silicium (Kieselsäure) hat die höchste Konzentration im menschlichen Körper in der Nabelschnur. Ihr Anteil an der Körpermasse nimmt mit steigendem Alter ab.

In der Loslösung von der Mutter kommt in der traditionellen Familie dem Vater die Aufgabe zu, dem Kind Sicherheit in der Entfernung zur Mutter zu geben. Wenn das Kind keinen Rückhalt in der Lösung von der Mutter bekommt, sieht es sich vor der Alternative, die Beziehung zu brechen (Nr. 12 Calcium sulfuricum) oder bewegungslos darin zu verharren (Nr. 1 Calcium fluoratum). Sehr bedeutsam in diesem Prozess ist das Verhältnis von Mutter und Vater zu dem Kind. Was gibt es Schöneres für ein Kind als den liebenden Blick von Mutter oder Vater auf sich gerichtet zu fühlen, wissend: Ich werde geliebt! Das ist wie eine doppelte Gummimatte, auf die es fällt, wenn es nun ins Leben springt.

Ein zweiter Aspekt ist das Verhältnis von Mutter und Vater zueinander. Gibt es permanent Streit, vertreten Mutter und Vater sehr gegensätzliche Positionen, ist das Kind tief verunsichert. Geht es zum Vater, entscheidet es sich gegen die Mutter. Bleibt es bei der Mutter, entscheidet es sich gegen den Vater. Diese innere Zerrissenheit lässt tiefe Ängste entstehen. In jedem Fall wird das Kind bemüht sein, Mutter und Vater als Bezugspersonen nicht zu verlieren. Es wird alle Anstrengungen unternehmen, um keinen Bruch zu riskieren. Mit tausenden Sensoren spürt es die Anliegen und die Wünsche der Eltern auf. Das belastet das Nervensystem sehr. In dieser Struktur wird der Mensch hypersensibel und ist immer daraufbedacht, alles richtig zu machen. Das Harmoniestreben ist eine Konsequenz hiervon.

Vergänglichkeit

Viele Störungen werden erst als solche wahrgenommen, wenn der Prozess im Körper bereits über einen langen Zeitraum fortgeschritten ist. Ein sichtbares Zeichen des Alterungsprozesses sind Falten. Sie sind unbeliebt, weil in unserer Gesellschaft das strahlende und jugendliche Aussehen als Schönheitsideal gilt. Die Haut altert etwa ab dem 25. Lebensjahr und nicht erst, wenn der Spiegel die Falten schonungslos zeigt. Übrigens sind die Falten in jedem Gesicht anders. Sie schreiben die Geschichte des Menschen.

Wie empfinden Sie ein älteres Gesicht ohne Mimik und entsprechende Falten? Sicher, ein Mensch, der mehr Falten zeigt als dem biologischen Alter entspricht, zeigt einen übermäßigen Verlust an körperlicher Substanz, an Bindegewebe, dessen Funktionsmittel Silicea ist. Silicea gilt deshalb als biochemisches Schönheitselixier, weil es die Faltenbildung sichtlich verlangsamt. Silicea baut die inneren Strukturen und die Festigkeit des Bindegewebes auf. Es erhält die Vitalität des Menschen – trotz Falten.

Insbesondere Frauen leiden häufig aufgrund der gesellschaftlichen Bilder darunter, ihre Jugendlichkeit zu verlieren. Spätestens ab dem Zeitpunkt der sichtbaren Faltenbildung beginnt jede Frau sich mit der Tatsache zu beschäftigen, wie sie diesen Veränderungsprozess annimmt und gestaltet. So gesehen, gibt die körperliche Veränderung einen Impuls für die geistige Auseinandersetzung. Altern ist ein biologischer Prozess, der sich je nach genetischer Ausstattung und Konstitution bei jedem Menschen anders abspielt. Das kann niemand schöner denken. Das kann bedacht und beachtet werden.

Innere Substanz

Ab Ende Dreißig erreicht der Mensch die sogenannte Lebensmitte. In dieser Lebensphase wird jeder Mensch

• sich der Tatsache des körperlichen Alterungsprozesses bewusst. Der Stoffwechsel ändert sich, Falten werden sichtbar, graue Haare kommen, die Kondition und Leistungsfähigkeit lässt nach.

• im Inneren mit Fragen konfrontiert wie: Wer bin ich? Ist das sinnvoll, was ich mache? Will ich so leben? Was ist mit meinen Träumen? Bin ich mir etwas schuldig geblieben? Wofür tue ich das alles? Welche Möglichkeiten habe ich jetzt? (nach A. Längle)

Der Mensch mag noch so sehr ein geistiges Wesen sein – er bleibt ein endliches Wesen.

Die Erkenntnis, dass das Leben vergänglich ist, löst bei Menschen auch Panik aus. Der „Jugendwahn" ist ein Ausdruck hierfür.

Lebensmitte kann jedoch auch bedeuten:

a) Neubeginn: Viele fangen jetzt das an, was sie vorher nicht machen konnten, verwirklichen beruflich oder privat Ziele, leben neue Werte.

b) Abschied: Trennungen von Beziehungen, von Illusionen, vordergründigen Werten.

Silicea ist das biochemische Funktionsmittel, das die Belastungsfähigkeit der Strukturen im Körper aufbaut. Strukturen, die nicht belastungsfähig sind, reißen. Das betrifft auch Beziehungen zu Menschen. Stimmt die Substanz in der Beziehung nicht, ist sie nicht belastbar, kann es zu Trennungen kommen. Menschen, die die Beziehung um jeden Preis halten müssen, verweigern sich selbst ihre eigene Entwicklung. Sie „höhlen innerlich aus".

Lebendigkeit

Die größte Herausforderung für uns ist die Liebesbeziehung. „Sie ist eine Dauerbaustelle, auf der das Chaos des Lebens tobt." (Christoph Kolbe). Auf der körperlichen Ebene gibt es einen Bezug zu unseren Knochen. Auch sie sind eine Dauerbaustelle und werden mit Hilfe von Silicea im permanenten Aufbau gestärkt. Eine Beziehung kann nur gelingen, wenn sie lebendig ist. Lebendig wird sie, wenn zwei Menschen sich begegnen und als Person wahrnehmen können. Das kann nicht ohne Konflikte geschehen.

Die Liebe ist eine „physische und psychische Gefährdung" (Christoph Kolbe), weil sie uns an unsere tiefsten Ängste heranführt. Angst, verlassen zu werden, Angst vereinnahmt zu werden, Angst, nicht um seiner selbst geliebt zu werden. Diese Angst kann einen Menschen förmlich aushöhlen (Zähne) und tiefe Schmerzen auslösen, die auch körperlich spürbar werden. Wenn die Liebe nicht gelingt, „frisst" der Schmerz an der Substanz des Menschen. Auf der körperlichen Ebene können Harnsäure-Ablagerungen zu Schäden und Schmerzen führen. Silicea ist das biochemische Funktionsmittel, um diese Ablagerungen zu lösen. Auf der körperlichen Ebene wird der Mensch wieder beweglich.

Ein Mensch, der sich für das Glück der anderen zuständig fühlt (Nr. 8 Natrium chloratum) und darüber die Entwicklung seiner eigenen Persönlichkeit vernachlässigt, kann der Partnerin/dem Partner nie begegnen. Jede Auseinandersetzung gefährdet die Beziehung und muss daher gemieden werden. Ein Mensch, der seine Bedürfnisse nur mit Druck durchsetzen will (Nr. 9 Natrium phosphoricum), kann sehr vereinnahmend sein. Ein Mensch, der einen tiefen Schmerz durch den Verlust einer Beziehung (Nr. 12 Calcium sulfuricum) erlebt hat, wird vielleicht nie mehr bereit sein, die Nähe einer Liebesbeziehung zuzulassen. Dennoch bleibt die Sehnsucht nach einer gelingenden Beziehung im Menschen. Sie erinnert ihn an die Lebendigkeit, die möglich wäre.

Verbundenheit

Die Haut ist ein Schutzschild gegen Umwelteinflüsse wie Sonne und Wind, Kälte und Hitze. Ihre Aufgaben sind vielschichtig: als Sinnesorgan verbindet sie uns über den Tastsinn Innen- und Außenwelt. Silicea stärkt die Haut, die sensorischen Systeme und das Nervensystem insgesamt. Das ist eine Grundlage, um in der Welt zu sein und die Welt wahrnehmen zu können. Die Konflikte, die dadurch entstehen, sind die große Chance, eine tragfähige Verbindung zur Außenwelt, zu anderen Menschen aufzubauen.

Silicea unterstützt bei:

Gefühl wie „ausgehöhlt", Wahrnehmungsstörungen, schwachen Nerven, Harmoniesucht, „Nervenbündel", „Jugendwahn", nervöser Schlaflosigkeit

---

Glücklichsein braucht Gelassenheit, Vertrauen und Verzicht!

Nr. 12: Calcium sulfuricum (D 6)
(Kalziumsulfat)

Steckbrief Nr. 12 Calcium sulfuricum:

Nr. 12: Calcium sulfuricum (D 6)

Körperliche Ebene

Calcium sulfuricum

⇧ ist das biochemische Funktionsmittel für die **Durchlässigkeit des Bindegewebes.** Der Zustand des Bindegewebes entscheidet darüber, wie die Zellen versorgt werden und wie Stoffwechselprodukte aus der Zelle abtransportiert werden.

⇧ hat sich bei Prozessen bewährt, die ins **Stocken** geraten sind.

⇧ ist das Generalmittel nach einem körperlichen oder seelischen **Schock.**

⇧ ist wichtig für den **Eiweißabbau** und wirkt Säure tilgend.

⇧ fördert die **Ausscheidung.**

Seelische und mentale Ebene

Themen:

⇧ Wahrnehmung der Umgebung; Abkapselung von der Umwelt

⇧ Wahrnehmung des Eigenen: Umklammerung anderer Menschen

Situationen, die Stress erzeugen

- Verlust einer Beziehung
- Treuebruch
- Distanzierung von Freunden
- Abnabelung der Kinder

Belastende Gefühle

- geschockt
- verschreckt
- verzweifelt
- misstrauisch
- ängstlich

Affirmationen

- Ich bin bereit, mein Leben anzunehmen.
- Ich bin bereit loszulassen.
- Ich bin voller Hoffnung.
- Ich bin voller Liebe.
- Ich bin geliebt.

Brücken bauen

Calcium sulfuricum ist das biochemische Funktionsmittel, das Verbindungen neu aufbaut und Blockaden brechen kann. Ein Mensch, der einen Schock erlebt, ist auf der körperlichen und seelischen Ebene schwer erschüttert. Was ein Mensch als Schock wahrnimmt, ist individuell. Es ist abhängig von der Gesamtheit seiner persönlichen Disposition und Entwicklung. In einer Züricher Studie konnte nachgewiesen werden, dass Menschen mit einer positiven Lebenshaltung und Zielstrebigkeit von den schädlichen Folgen traumatischer Ereignisse weitgehend verschont blieben. Menschen mit feindseliger Grundhaltung und dem Unvermögen, persönliche Ziele mit Selbstvertrauen zu verfolgen und zu verwirklichen, hatten eine hohe Gefährdung, nach einem Schock an einer posttraumatischen Störung zu erkranken. Aufbau und Pflege der seelischen Widerstandskraft kommt somit eine fundamentale Bedeutung zu. Calcium sulfuricum ist auf der körperlichen Ebene das Mittel für die Durchlässigkeit des Bindegewebes. Es setzt voraus, dass die Gewebe und ihre Strukturen aufgebaut werden können.

Vertrauen

In einer Schocksituation sind Flucht oder Verteidigung nicht mehr möglich. Sie kommt unerwartet, ist unausweichlich und stellt eine ernsthafte Gefahr für den Menschen dar. Weil kein Schutzmechanismus greift, findet eine Überwältigung statt, die einen Menschen völlig erstarren lassen kann. „Eiskalt" und „weiß wie die Wand" werden Menschen nach einem Schock beschrieben. Das sind Zeichen, die wir als Hinweis auf den Bedarf an Calcium sulfuricum kennen. Auf der seelischen und mentalen Ebene ist es wesentlich, dass das Vertrauen (wieder) aufgebaut wird, dass sich diese Situation nicht wiederholt oder dass beim nächsten Mal die Möglichkeit besteht, einer solchen Situation nicht ausgeliefert zu sein. Schon die Geburt kann ein Schock sein. Ich habe in Wien eine Hebamme kennen gelernt, die die Kinder nach der Geburt entsprechend mit Bachblüten und Schüßler-Salzen betreute und begeistert von ihren Erfolgen berichtete.

Wird der Schock verarbeitet, verschwinden die Symptome. Bleiben diese anhaltend, entstehen in der Folge körperliche Blockaden und psychische Störungen. Posttraumatische Belastungsstörungen brauchen immer (!) therapeutische Hilfe. Untersuchungen an der Universität Zürich konnten aufzeigen, dass auch auf der körperlichen Ebene des Gehirns positive Veränderungen nach einer erfolgreichen Psychotherapie sichtbar waren. Ich habe erlebt, dass Menschen mit einer Krebserkrankung völlig traumatisiert waren und wieder andere, die die Erkrankung sofort als Anlass für den Aufbruch in eine Veränderung annahmen. Es kann auch ein gesellschaftliches Ereignis sein, dass den Menschen „schockt".

Auf der Erscheinungsebene zeigen sich emotionale Stumpfheit und Gleichgültigkeit gegenüber den Gefühlen anderer Menschen. Oder es kommt zu einem dauerhaften Erregungszustand, Ängsten, Schlafstörungen, Albträumen, Schreckhaftigkeit. Auch der Drogen- und Alkoholkonsum kann hiermit in Verbindung stehen.

Mut

Mut ist das Gegenteil von Angst. Hinter einem Schock steht oft die Tatsache, dass eine tiefe Angst des Menschen bestätigt wurde. Hinter vielen Erlebnissen steht eine Suukuu, die – unbearbeitet – wieder in das gleiche Unglück führt. Ein Schock „verwächst" sich nicht. Er muss aktiv verarbeitet werden, damit die Narben, die er hinterlässt, die Lebensfähigkeit nicht beeinträchtigen. Das erfordert eine liebevolle Begleitung und es erfordert von dem betroffenen Menschen sehr viel Mut.

Ein großer Schock kann allgemein aus einem Ereignis und/oder auch aus dem Verlust einer Beziehung resultieren (s. Nr. 11 Silicea). Die Erfahrung, verlassen worden zu sein, ist ein tiefer Schmerz. Ich erlebe Menschen, die aus dieser Erfahrung heraus die bewusste Entscheidung treffen, sich nicht mehr auf Nähe und tiefe Gefühle einzulassen. Sie versuchen, ihre tiefsten Wünsche nach Geborgenheit, Anerkennung und „wichtig sein zu dürfen" in ihrem Leben zum Beispiel im Beruf zu realisieren. Sie wissen um ihre Verletzlichkeit und haben kein Vertrauen, dass eine neue Beziehung gelingen könne.

Die 80-jährige Schriftstellerin Angelika Schrobsdorff erklärte in einem *Stern*-Interview: „Ich habe nie geliebt.(...) den Schritt von der Leidenschaft in die große Liebe habe ich nie gewagt. (...) Ich war ein zerstörtes Kind. Wenn man eingestuft wird als Mischling ersten Grades, sich immer verstecken muss, immer Angst hat, wenn man dann noch seine Mutter dahinsiechen sieht – das bringt man nie weg."

Von außen kann der betroffene Mensch zwar Unterstützung und Hilfe bekommen, die Öffnung kann er nur selbst angehen. Es bedarf einer bewussten Entscheidung, sich wieder (dem Leben) zu öffnen.

Die Aufarbeitung dessen, was passiert ist und warum es ihn so verletzt hat, ist eine wesentliche Voraussetzung, neues Vertrauen zu entwickeln. In vielen Fällen kann dies nur mit therapeutischer Begleitung gelingen. Auf der körperlichen Ebene löst Calcium sulfuricum die Stagnation auf.

Verzicht

Ein Mensch, der hohe Erwartungen und viele Vorstellungen davon hat, wie sein Leben, seine Umwelt und seine Mitmenschen sein sollen, lebt „gefährlich". Er hat Angst davor, dass der geliebte Mensch sich entfernt oder etwas tut, was er nicht kontrollieren kann. Er hat Angst davor, vereinnahmt zu werden. Er hat Angst davor, sein Geld zu verlieren. Er hat Angst davor, dass die Umwelt kollabiert. ... Der Weg zum Glück bleibt so versperrt. Die Ängste blockieren die Wahrnehmung dessen, was ist. In der Tiefe seines Herzens ist der Mensch nicht bereit, auf seine Erwartungen zu verzichten. Dahinter kann sich eine Haltung verbergen, die den betreffenden Menschen „zum Nabel der Welt" macht. Menschen, die sich so begreifen, haben Schwierigkeiten, die Verantwortung für das Gelingen ihrer ureigenen Lebensansprüche zu übernehmen. Sie stagnieren in ihrer Entwicklung.

Auf der Erscheinungsebene können dies auch Menschen sein, die sich sehr um andere „sorgen" oder sich sogar an andere Menschen förmlich „klammern".

Der scheinbar liebevolle Mensch, der sich so aufopferungsvoll um die Belange der anderen kümmert, kann vielleicht keine Liebe empfinden. Er klammert und vereinnahmt oder reagiert ablehnend und unzugänglich. Er steht neben sich, neben dem Leben, neben dem Glück. Auf der körperlichen Ebene hilft Calcium sulfuricum, die Wege nach innen zu öffnen.

Auf der seelischen und mentalen Ebene kann der Mensch sich entscheiden, den Schritt in das Wechselspiel des Lebens neu zu wagen, wie es Johann Wolfgang von Goethe in einem kleinen Vers beschrieben hat:
„Glücklich wenn die Tage fließen, wechselnd zwischen Freud und Leid, zwischen Schaffen und Genießen, zwischen Welt und Einsamkeit."

Unterstützung bei:
Schock, Stagnation

Die Erweiterungsmittel der Biochemie nach Dr. Schüßler

Die Erweiterungsmittel, die auch unter der Bezeichnung Ergänzungssalze bekannt sind, wurden erst im 20. Jahrhundert nach Schüßlers Tod (1898) von seinen Nachfolgern in die biochemische Heilweise eingeführt. In Deutschland werden mittlerweile bis zu 15 Erweiterungsmittel genutzt.

Sie sind tiefgreifend und vielseitig. Sie können angewandt werden, um die Wirkung der Basissalze, der 12 Schüßler-Salze, zu optimieren. Es kann auch eine gezielte Einzelanwendung sinnvoll sein. Insbesondere, wenn mit der Einnahme der 12 Mineralstoffe nach Dr. Schüßler keine Besserung der Störungen eintritt, sollte zusätzlich ein Erweiterungsmittel zur Anwendung kommen. Bei chronischen Störungen hat sich die Anwendung der Erweiterungsmittel sehr bewährt.

Im Unterschied zu den 12 Mineralstoffen nach Dr. Schüßler werden bei den Ausgangsstoffen der Erweiterungsmittel auch Mineralstoffe verwandt, deren Essentialität im menschlichen Körper bis heute nicht nachgewiesen ist. Sie werden in der sechsten und zwölften Dezimalpotenz angeboten. Aus der Auswertung der zahlreichen Fallberichte zur Anwendung der Erweiterungsmittel, die besonders seit 2007 im Institut für Biochemie nach Dr. Schüßler gesammelt wurden, geht hervor, dass im Allgemeinen die sechste Dezimalpotenz sehr gute Wirkungen erzielt. Es ist wesentlich bedeutender, darauf zu achten, welches Mittel genutzt wird. Einzelne Mittel können Reaktionen auslösen oder sind allgemein nicht für eine dauerhafte Anwendung geeignet. Aufgrund der Spezifik der Erweiterungsmittel wird für die gezielte und insbesondere für die längere Anwendung eine fachkundige Beratung empfohlen. Die folgenden Ausführungen und die Tabelle geben einen Überblick über Wirkungsbereiche und Anwendungen der Erweiterungsmittel.

Nr. 13 Kalium arsenicosum

Kalium arsenicosum gilt als Stärkungsmittel bei Schwächezuständen und Abmagerung, weil es hilft, beschleunigte Stoffwechselprozesse zu verlangsamen. Es hat sich bewähr bei Magen- und Darmschmerzen, die mit Brechdurchfällen einhergehen oder auf bei wässrigen Durchfällen. Bei schwer zu beeinflussenden Hautleiden, die mit anderen Mineralstoffen nach Dr. Schüßler keine Besserung erfahren, sollte Kalium arsenicosum hinzugenommen werden. Hierzu gehören Hautverdickungen, juckende Ekzeme, schuppende Hautausschläge, ätzende Entzündung der Schleimhäute, heftiger Juckreiz.

Nr. 14 Kalium bromatum

Kalium bromatum ist das biochemische „Beruhigungsmittel", da es einen engen Bezug zum Nervensystem hat. Es unterstützt als Nervenmittel bei Unruhezuständen und Schlafstörungen, bei nervösen Beschwerden anderer Organe z. B. der Schilddrüse und des Auges (nervöse Sehstörungen). Bei regelmäßig wiederkehrenden Kopfschmerzen und Migräne kann dieser Mineralstoff ergänzend hinzugenommen werden.

Nr. 15 Kalium jodatum

Kalium jodatum ist DAS Schilddrüsenmittel bei Störungen der Schilddrüse! Bei allen Schilddrüsenfunktionsstörungen hat dieses Funktionsmittel einen ausgleichenden Effekt. Es reguliert auch den Blutdruck, regt

Die Erweiterungsmittel der Biochemie nach Dr. Schüßler

Stoffwechsel sowie Herz- und Gehirntätigkeit an und fördert so den Appetit und die Verdauung. Weitere Zeichen für einen Bedarf an Kalium jodatum sind: chronisches, krampfhaftes Räuspern, Druck am Hals, Schilddrüsenstörung, Kropf, hoher Blutdruck, Herzrasen.

Nr. 16 Lithium chloratum, Lithiumchlorid, Chlorlithium

Lithium chloratum hat eine besondere Wirkung bei gichtig-rheumatischen Erkrankungen. Es löst Harnsäure, entlastet die Zelle von schädigenden Stoffen und empfiehlt sich daher sehr bei geschwollenen und versteiften Gelenken. Auch bei Entzündung der ableitenden Harnwege, Problemen der Nieren und der Nebennieren, sollte an diesen Mineralstoff gedacht werden. Auch bei schweren nervlichen Belastungen wird das Lithium chloratum erfolgreich eingesetzt.

Nr. 17 Manganum sulfuricum

Manganum sulfuricum unterstützt als Begleiter des Eisens dessen Aufnahme. Auch bei Energiemangel kann dieses Funktionsmittel unterstützen (Stresschutz!).

Wichtig ist die unterstützende Einnahme bei Knorpelschäden und rheumatoider Arthritis. Von der Einnahme können auch insbesondere Menschen, die an Diabetes mellitus oder Osteoporose erkrankt sind, profitieren.

Nr. 18 Calcium sulfuratum

Dieses Erweiterungsmittel hat eine starke, ausleitende Wirkung. Es wird eingesetzt bei Erschöpfungszuständen mit Gewichtsverlust (trotz Heißhunger), Schadstoffausleitung. Ein Zeichen für den Bedarf an diesem Mineralstoff kann der unerwünschte Bartwuchs der Frau sein. Die Anwendung sollte niedrig dosiert (3 Tabletten/Tag) und zeitlich begrenzt werden. Die zusätzliche Anwendung von Nr. 4 Kalium chloratum wird empfohlen.

Nr. 19 Cuprum arsenicosum

Cuprum arsenicosum hat sich bewährt bei Krämpfen des Zentralen Nervensystems und zur Unterstützung des Gehirnstoffwechsels. Es kann eingesetzt werden bei Störungen des Melaninhaushaltes (Vitiligo), zur Unterstützung bei Eisenmangel, Regulierung des Cholesterinspiegels und bei Schwermetallvergiftungen.

Nr. 20 Kalium-Aluminium sulfuricum

Kalium-Aluminium sulfuricum hat einen starken Bezug zum Nervensystem und wird daher bei Irritationen und Belastungen des Nervensystems hinzugenommen, insbesondere bei Denkschwäche und Vergesslichkeit. Auch bei Magen-, Darm- und Blähungskoliken hat es sich als nützlich erwiesen. Es wirkt ausleitend.

Nr. 21 Zinkum chloratum

Zinkum chloratum hat bedeutenden Einfluss auf zahlreiche Stoffwechselvorgänge im Körper und auf das Wachstum. Es ist Bestandteil der Zellen, der Gewebesäfte und vieler Enzyme.

Es kann daher in vielfältiger Weise eingesetzt werden: zur Stärkung des Immunsystems, bei Stress, bei Wachstumsproblemen der Kinder, bei Abbau des Kieferknochengewebes, bei Hormonstörungen, bei Schwermetallbelastungen, bei Diabetes, bei Hautproblemen, bei der Lichtempfindlichkeit der Augen, bei Schleimhautveränderungen, bei vorzeitigem Ergrauen.

Nr. 22 Calcium carbonicum

Calcium carbonicum ist ein großes Konstitutionsmittel der klassischen Homöopathie. Es wirkt langsam, aber nachhaltig positiv bei Erschöpfungszuständen, vorzeitigem Altern und bei Knochenleiden zur Ausbildung der Härte der Knochen. Es hat einen Einfluss auf das vegetative Nervensystem und steuert die Nahrungsaufnahme. Es kann in jeder Altersstufe mindestens zweimal jährlich als Kur empfohlen werden.

Nr. 23 Natrium bicarbonicum

Natrium bicarbonicum aktiviert den Stoffwechsel. Bei Säureüberlastung unterstützt es die Ausscheidung harnpflichtiger Substanzen und wird daher bei allgemeiner Übersäuerung, Beschwerden wie Sod- oder

Schlundbrennen, Gicht oder Rheuma empfohlen. Die Bauchspeicheldrüse wird mit diesem Funktionsmittel unterstützt.

Nr. 24 Arsenum jodatum

Hauptsächlich wirkt das Arsenum jodatum auf die serösen Häute der Lunge, der Lymphdrüsen und der Haut. Es gilt als Hauptmittel bei allergischen Erkrankungen wie z.B. Asthma und Heuschnupfen.

Weitere mögliche Anwendungsbereiche: als Stärkungsmittel allgemein, Schilddrüsenüberfunktion, Borreliosen, verminderte Lungenfunktion, Schwächung nach/bei Lungenkrankheiten, permanentes Kälteregefühl, vermehrte Speichelsekretion und zähes Bronchialsekret, nässende Ekzeme, chronisch juckende Hautausschläge, Heuschnupfen, allergisches Asthma, chronischer Darmkatarrh, Panikzustände.

Nr. 25 Aurum chloratum natronatum

Aurum chloratum natronatum ist in der biochemischen Praxis als Funktionsmittel umstritten.

Mögliche Anwendungsbereiche können sein: unregelmäßiger Zyklus der Frau, „Mondwandler", Schlafstörungen älterer Menschen, Jetlag, Grauer Star, hoher Blutdruck, stenocardische Beschwerden, chronische Lebererkrankungen, Entzündungen und Verhärtungen der weiblichen Geschlechtsorgane, Myome, depressive Verstimmungszustände.

Nr. 26 Selenium

Selenium ist seit einigen Jahren als Funktionsmittel aufgegriffen worden. Im Körper ist Selen bedeutsam als Wachstumsfaktor für fast alle Zellen und als Oxidationsschutz für rote Blutkörperchen, die Immunzellen, den Leberstoffwechsel und dem Stoffwechsel der Augenlinse. Inwieweit das als Nr. 26 eingeführte amorphe Selen die Funktionen anregen kann, ist fraglich. Besser wäre die Verbindung Natrium selenicum.

Mögliche Anwendungsbedarfe können sein: Leberentgiftung, Krebsvorsorge, Schilddrüsenregulativ, Herpes, Schwermetallvergiftungen, Netzhautschädigung, Maculadegeneration.

Nr. 27 Kalium bichromicum

Kalium bichromicum ist seit 2004 als biochemisches Funktionsmittel Nr. 27 eingeführt und immer noch nicht durch biochemische Praxis fundiert worden. Es ist sehr fraglich, ob dieses Mittel in den vermuteten Wirkbereichen zutreffend ist. In der Homöopathie wird er in den vermuteten verwandt und der Biochemiker Schöpwinkel arbeitete vor ca. 80 Jahren mit diesem Mittel im Zusammenhang der Reinigung und Erneuerung des Blutes, besonders bei Anämie und auch bei Diabetes.

Mögliche Anwendungsbedarfe sollen sein: Diabetes, Übergewicht, hohe Cholesterinwerte, chronische Eiterungen oder Schleimhautkatarrhe.

Nr.	Erweiterungs-mittel	Wirkungsbereich	Anwendung	Bezüge zur seelischen und mentalen Ebene
13	Kalium arsenicosum	Stoffwechsel, Drüsen, Magen, Darm, Nerven, Haut, Schleimhäute, Muskulatur	Stoffwechsel-störungen (Leber), Klimakterium, Schwächezustände, Hautkrankheiten	Perfektionismus, Isolation, Panik
14	Kalium bromatum	Haut, Schleimhäute, Nervensystem, endo-krine Drüsen, Schilddrüse	Beruhigung, innere Unruhe	lähmende Ängste, Hysterie, permanente Unruhe
15	Kalium jodatum	Herz, Verdauung, Gehirn, Schilddrüse, Calcitoninregulie-rung, Stoffwechsel, Blutdruck, Psyche, Amalgamaus-leitungen	Überforderungsge-fühl, Niederge-drücktheit, Regulie-rung des Grundumsatzes, Schlaflosigkeit, Herz-rasen, hoher Blut-druck	Weinerlichkeit, Hektik, Enttäuschung, überfordert sein
16	Lithium chloratum	Eiweißstoffwechsel, Bindegewebe, Nieren, Ausscheidung von Harnsäure, Nervensystem	Harnstau im Körper, gichtig-rheumatische Erkrankungen, de-pressive Stimmung, Bindegewebsstörun-gen	nervöses Zittern, Unsicherheit, depressive Verstim-mung

Die Erweiterungsmittel der Biochemie nach Dr. Schüßler

Nr.	Erweiterungs-mittel	Wirkungsbereich	Anwendung	Bezüge zur seelischen und mentalen Ebene
17	Manganum sulfuricum	Knorpel (Knochen), Enzyme, Elastizität der Gefäße, Energiehaushalt	Knorpelschäden, Leistungsfähigkeit (Sport!), Allergien	Wechsel zwischen depressiver Verstimmung und Erregung
18	Calcium sulfuratum	Oxydationsprozesse, Eiweißsynthese, Leber (Glykolyse), Säure-Basen-Haushalt, Gefäßsystem, Nervensystem, Muskulatur, Darm	Erschöpfungszustände mit Gewichtsverlust, Abmagerung trotz Heißhunger, abnehmende Widerstandskraft, Tiefenreinigung, Ausleitung und Entgiftung, Störungen des Gefäßsystems, Diabetes Typ II, Neuralgien	schnelle Ermüdung „sich verheizt fühlen"
19	Cuprum arsenicosum	Nervensystem, Kollagenstoffwechsel, Melaninsynthese, Eisenaufnahme, Drüsensystem (Leber, Schilddrüse, Bauchspeicheldrüse), Immunsystem	Pigmentstörungen, Bindegewebsschwäche, Krämpfe, Belastung mit Schwermetallen (Antioxidans), Immunschwäche, Parasiten	permanent verkrampft
20	Kalium-Aluminium sulfuricum	Flüssigkeitshaushalt, glatte Muskulatur, Nervensystem, Verdauungssystem, Haut, Schleimhaut, Knochen, Gelenke	„trockene Landschaften", Vergesslichkeit, Aluminiumbelastungen, Blähkoliken, Störungen der Blutzirkulation, Callusbildung, Knochenschmerzen, Hautjucken, Impffolgen	Hemmungen
21	Zincum chloratum	Immunsystem, Regeneration, Hautanhanggebilde, Hormonsystem, Bauchspeicheldrüse, Fortpflanzungsorgane, Nerven, Säure-Basen-Haushalt	Immunstärkung, Nervenschwäche, Unfruchtbarkeit, Stress, starke Schmerzen, Störungen der Sinnesfunktionen, Wachstumsstörungen, Schwermetallbelastungen	Gefühl von Zerrissenheit Stress Schock

Nr.	Erweiterungs-mittel	Wirkungsbereich	Anwendung	Bezüge zur seelischen und mentalen Ebene
22	Calcium carbonicum	härteste Schicht der Knochen, Regeneration, Puffersystem bei Übersäuerung, Nerven	schwere Erschöpfung, frühzeitiges Altern, Entwicklungsrückstände (der Kinder), Stabilität, Festigkeit, innerer Halt, Entwicklungsstörungen der Kinder	"ausgelaugt" Schutzbedürfnis extrem
23	Natrium bicarbonicum	Säure-Basen-Haushalt (Belegzellen des Magens), Stoffwechsel, Bauchspeicheldrüse	Azidose, Well-Aging, träger Stoffwechsel, Belastungen mit Harnsäure, Sport, Anregung des Stoffwechsels (Verdauung), chronische Erkrankungen, Hautkrankheiten (auch äußerlich)	Workoholic narzistische Züge
24	Arsenum jodatum	Stoffwechsel, Haut, Lunge, Schilddrüse, Bauchspeicheldrüse	Stoffwechselgleisungen, Allergie, Heuschnupfen, Lungenerkrankungen, jugendliche Akne, chronische Verstopfung Durchfall, seröse Ergüsse	Panik aus dem Gleichgewicht gebracht Lebensangst
25	Aurum chloratum natronatum	Herz, Leber, Zirbeldrüse, Immunsystem, weibliche Geschlechtsorgane, Psyche	Schlafstörungen älteren bei Menschen, Schlafwandler, Jetlag, Herzschwäche, chronische Entzündungskrankheiten, Lebererkrankungen	materialistisch Liebeskummer Weltschmerz
26	Selenium Besser: Natrium selenicum	Leber, antioxidativer Schutz		orientierungslos

Teil IV: Die spezielle Wohlfühlkur mit Schüßler-Salzen

- Entspannen
- Energie tanken
- Kraft schöpfen

Schüßler-Salz	Funktion
Morgens: • Nr. 2 Calcium phosphoricum	• Regeneration des Nervensystems
Mittags: • Nr. 5 Kalium phosphoricum	• Kraftmittel für Muskeln und Gehirn
Abends: • Nr. 7 Magnesium phosphoricum • Nr. 9 Natrium phosphoricum	• Energie und Entspannung • Konstitution stärken

Die Kur sollte über einen Zeitraum von 4-6 Wochen durchgeführt werden. Je Schüß-ler-Salz werden 5–7 Tabletten pro Tag genommen. Sie können die verschiedenen Schüßler-Salze zu den empfohlenen Tageszeiten gezielt einnehmen. Die Anwendung ist aber auch erfolgreich, wenn Sie die verschiedenen Tabletten alle miteinander mischen und über den Tag verteilt lutschen.

Wenn Sie die Kur auf spezielle Anliegen ausrichten möchten, können Sie die nachfolgenden Kombinationen hierfür nutzen:

Energiemangel
- Nr. 2 Calcium phosphoricum
- Nr. 5 Kalium phosphoricum
- Nr. 8 Natrium chloratum

Erschöpfung

- Nr. 3 Ferrum phosphoricum
- Nr. 5 Kalium phosphoricum
- Nr. 8 Natrium chloratum
- Gefühlsmäßige Überforderung: Zusätzlich Nr. 15 Kalium jodatum
- Willentliche Überforderung: Zusätzlich Nr. 22 Calcium carbonicum

Gedächtnisschwäche (vorübergehend)

- Nr. 2 Calcium phosphoricum
- Nr. 3 Ferrum phosphoricum
- Nr. 5 Kalium phosphoricum
- Nr. 8 Natrium chloratum

Konzentrationsmangel

- Nr. 3 Ferrum phosphoricum
- Nr. 5 Kalium phosphoricum
- Nr. 8 Natrium chloratum

Prüfungsvorbereitung	
Abends:	
Nr. 2 Calcium phosphoricum • Nr. 7 Magnesium phosphoricum	
Morgens:	
Nr. 3 Ferrum phosphoricum • Nr. 5 Kalium phosphoricum	
Nr. 8 Natrium chloratum	

Morgendliches Leistungstief

- Nr. 7 Magnesium phosphoricum
- Nr. 17 Manganum sulfuricum

Müdigkeit (allgemein, vorübergehend)

- Nr. 3 Ferrum phosphoricum
- Nr. 5 Kalium phosphoricum
- Nr. 8 Natrium chloratum

Müdigkeit (Mattigkeit)
- Nr. 2 Calcium phosphoricum
- Nr. 9 Natrium phosphoricum

Nervöse Erschöpfung
- Nr. 2 Calcium phosphoricum
- Nr. 5 Kalium phosphoricum
- Nr. 7 Magnesium phosphoricum
- Nr. 9 Natrium phosphoricum
- Nr. 11 Silicea

Abgestumpfte Nerven
- Nr. 2 Calcium phosphoricum
- Nr. 5 Kalium phosphoricum
- Nr. 8 Natrium chloratum

Angegriffene Nerven
- Nr. 5 Kalium phosphoricum
- Nr. 9 Natrium phosphoricum

Reizbarkeit
- Nr. 9 Natrium phosphoricum
- Nr. 11 Silicea

Teil V: Ganzheitliche Pflege des seelischen Wohlbefindens

Seelisches Wohlbefinden ergibt sich aus der gesamten Lebensführung. Bei besonderen Belastungen oder wenn der Mensch aus dem Gleichgewicht gekommen ist, können „Krücken" wie beispielsweise die Schüßler-Salze helfen, die eigene Stabilität wieder neu zu erreichen. Die Beachtung der Grundregeln einer ganzheitlichen Gesundheitspflege kann jedem Menschen eine gute Basis für eine stabile Vitalität bieten. Eine gesunde und ausgewogene Ernährung und eine aktive Bewegung sind Aspekte hiervon.

Es gibt aber auch weitere Möglichkeiten, „in Bewegung zu kommen". So ist die Massage ein wichtiger Aspekt von Bewegung und Körpertraining oder allgemein gesprochen: die Berührung. Massage regt die Nervenbahnen an, die dem Gehirn mitteilen, dass es das Spiegel der Stresshormone Cortisol und Adrenalin senken soll. Massage stimuliert auch direkt das Gehirn. Untersuchungen zeigen, dass Babys schneller wachsen, Kinder mit ADHS aufmerksamer werden, Ängstlichkeit und Schmerzen gelindert werden.

Durch die äußere Anwendung der Schüßler-Salze als biochemische Creme gibt es die Chance, die positiven Effekte „der Berührung" mit den Impulsen der Schüßler-Salze zu verbinden. Über die Massage oder einfach das Einreiben der Creme werden die feinen Mineralstoffmoleküle direkt über die Haut aufgenommen. Über die Nervenbahnen werden Körper und Seele gestärkt. Es entsteht ein wunderbarer Synergieeffekt.

Berührung der Seele

Wir alle wissen um die heilende und kraftspendende Wirkung, wenn uns ein Freund spontan umarmt oder die Mutter ihrem Kind die Hand streichelt. Wenn wir jemanden auf körperlicher Ebene berühren, kommt es gleichzeitig auf der seelischen Ebene zu einer inneren emotionalen Berührung. Der Kontakt mit einem anderen Menschen mindert das Gefühl der Einsamkeit, die Berührung suggeriert ein Verstandenwerden und die Wärme und Nähe des anderen gibt uns ein Gefühl der Geborgenheit. Diese wohltuende, heilende und kraftvolle Berührung kommt von den Millionen Sensoren auf der Haut, die Informationen zum Gehirn senden und sich von dort auf den gesamten Organismus auswirken. So reduziert eine einfache Berührung die Ausschüttung des Stresshormons Cortisol. Herzschlag, Atmung und Blutdruck können durch eine fürsorgliche Berührung reguliert werden, wie Wissenschaftler feststellten.

Sinn – Sinnlichkeit

Die Begriffe Sinn und Sinnlichkeit stehen in enger Beziehung zueinander. Gelebte Sinnlichkeit ist eine Voraussetzung für die umfassende Erfahrung des eigenen Lebenssinns. „Sinnliche" Menschen haben ihre Sinne geschult und nehmen jeden Eindruck mit allen Sinnen wahr. Sie wirken anziehend und glaubwürdig, weil sie jederzeit zu allem in Beziehung stehen, was ihnen begegnet.

Berührung und Berührtwerden stärkt nicht nur den Tastsinn, sondern über die Vermittlung der Nervenbahnen alle Sinne des Menschen. Berührungen auf physischer Ebene werden vor allem in der traditionellen chinesischen Medizin, wie z. B. beim Shiatsu, angewendet. Hier werden Blockaden im Energiefluss des Körpers durch sanften Druck behoben. Mit großem Erfolg wird Shiatsu bereits bei Schmerztherapien eingesetzt. Eine andere Körpertherapieform ist die Craniosakrale Therapie, bei der durch die sanfte Arbeit am Bindegewebe und die Unterstützung der feinen Bewegungen der Schädelknochen die Selbstheilungskräfte im Körper angeregt werden.

Doch nicht nur Körpertherapien sorgen für eine entspannende und heilende Wirkung, auch Sie selbst können sich mit sanften Berührungen etwas Gutes tun. Das bewusste Einreiben von Cremes oder Lotionen führt zu einer wohltuenden Wirkung für Körper, Geist und Seele.

Biochemische Cremes stärken Körper und Seele

Die Haut kann die verdünnten Mineralstoffmoleküle aufnehmen. Dies ist die Grundlage für die äußere Anwendung der Schüßler-Salze. Darüber hinaus können die Impulse der Schüßler-Salze in Bruchteilen von Sekunden über die Nervenbahnen übertragen werden. Die Energiezonen der Haut werden in vielen Therapien erfolgreich genutzt. Die folgenden Anwendungen sollen Sie dazu anregen, eine weitere Dimension der Anwendung der Schüßler-Salze nutzen zu können. Die Anwendungen wurden auf der Basis eines Vortrages von Jo Marty „Energiezonen der Haut" (Tagung des European Institutes for Biochemistry of Dr. Schüßler) und den Anleitungen von Uwe Siebler zusammengestellt. Sie haben sich in der praktischen Anwendung als sehr erfolgreich bestätigt.

Anwendungen entsprechend der Energiezonen

In den folgenden Anwendungen werden die Körperstellen angegeben, die als energetische Schlüsselpunkte die entsprechenden Meridiane/Organe aktivieren. Die Anwendung der Cremes erfolgt morgens und abends. In akuten Situationen wird die Anwendung wiederholt, bis eine Besserung eintritt. Die Creme wird dünn aufgetragen und mit leichtem Druck einmassiert. Bei den Bildern sind der Übersicht halber nur die Nummern der Schüßler-Salze angegeben.

Berührung der Seele

Angst

oberer Nackenbereich	Nr. 7
Brustbein	Nr. 5
eine Handbreit unterhalb der Kniescheiben	Nr. 5 und Nr. 11 im Wechsel

Herzstärkung

Herzregion	Nr. 2 und Nr. 7 und Nr. 5 im Wechsel
Wangen vorne	Nr. 2 und Nr. 7 und Nr. 5 im Wechsel

Bauchschmerzen

ca. 7 cm unterhalb des Brustbeins	Nr. 7 und Nr. 5 im Wechsel

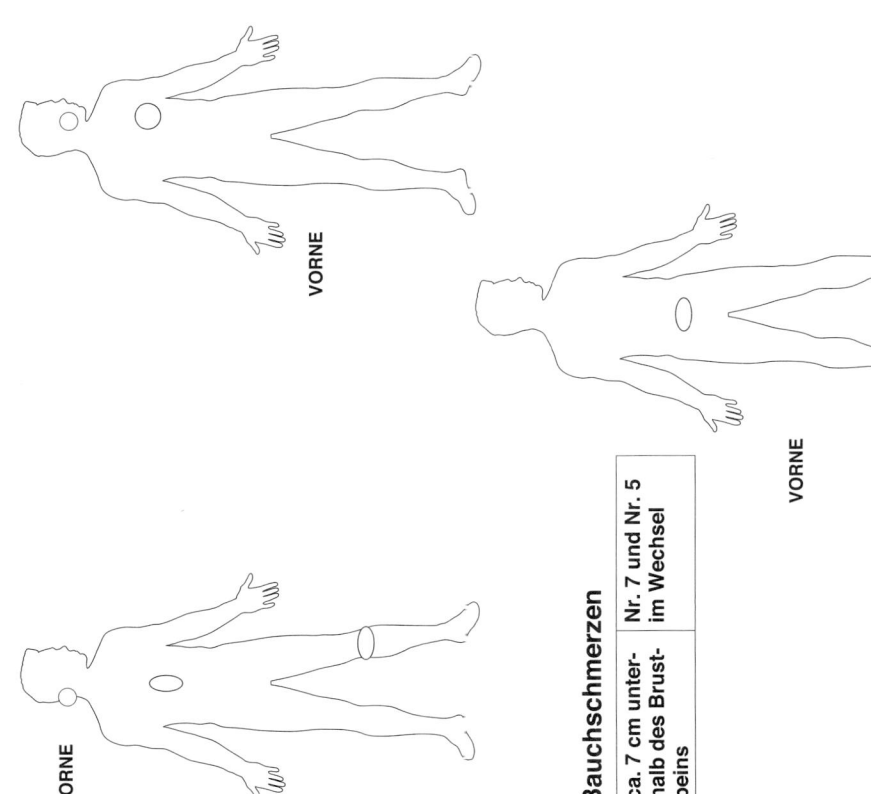

VORNE

VORNE

VORNE

117

Beziehungen
(zur Stärkung)

oberer Nacken- bereich	Nr. 8

VORNE

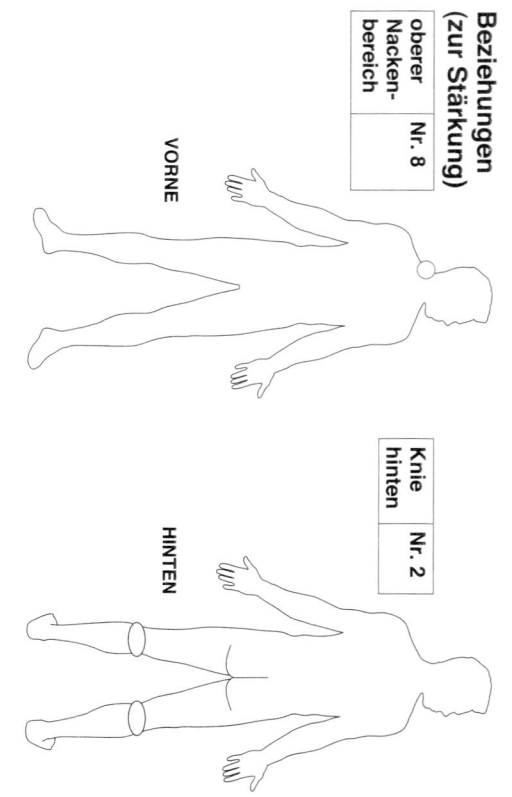

Knie hinten	Nr. 2

HINTEN

Darmbeschwerden
(nervös)

Hüften	Nr. 5 und Nr. 11 im Wechsel

HINTEN

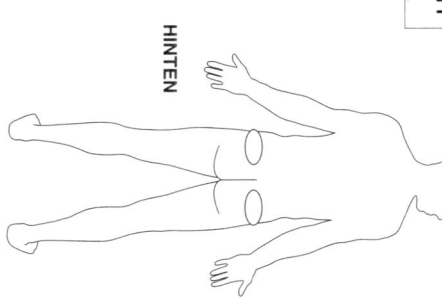

Erschöpfung

| Herzregion | Nr. 5 |

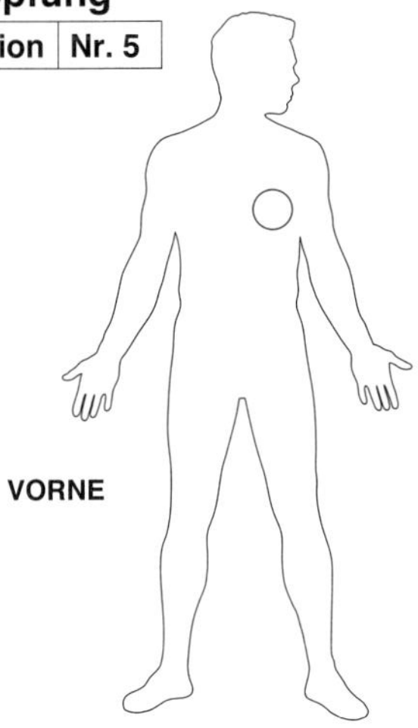

VORNE

| Hinterkopf | Nr. 5 |

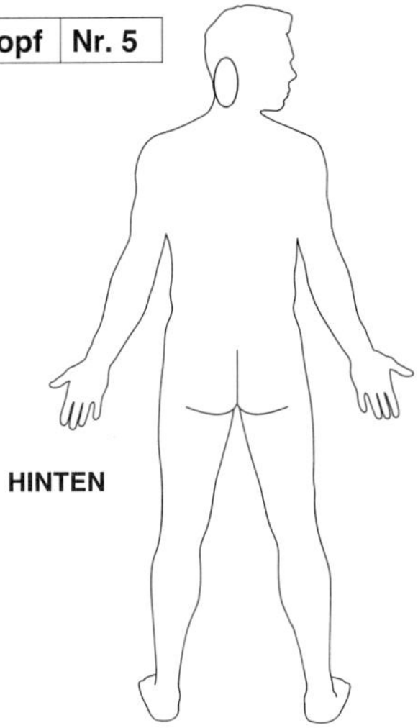

HINTEN

Nervenstärkung

| Arme oberhalb des Ellenbogens | Nr. 5 und Nr. 11 im Wechsel |
| oberhalb des Nabels | Nr. 5 und Nr. 11 im Wechsel |

VORNE

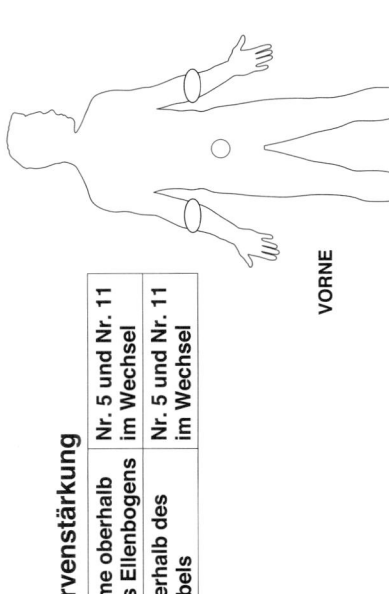

Verstimmungen

rechter Oberbauch (3 Finger breit oberhalb der Hüfte)	weinerlich	ärgerlich	schwankend
	Nr. 5	Nr. 6	Nr. 7

Verspannungen

Nacken bis zum Ohr	Übergang Rücken
Nr. 7	Nr. 5 und Nr. 2 im Wechsel

Schlafstörungen

Nacken	Nr. 7

VORNE

HINTEN

HINTEN

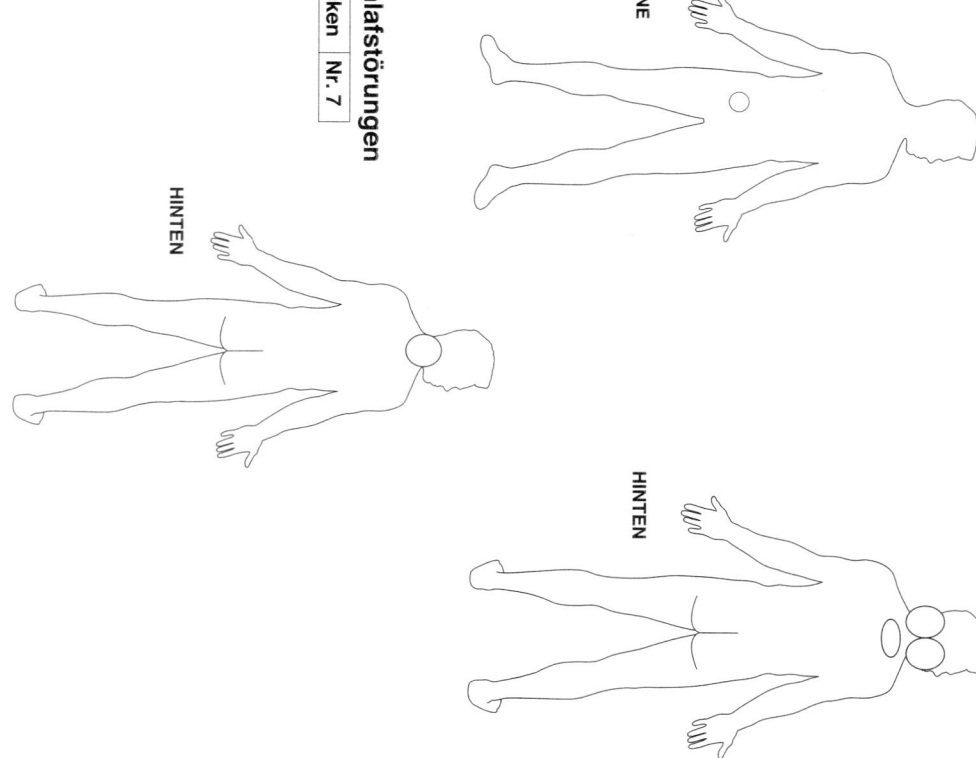

Teil VI: Die Anwendungen der Schüßler-Salze

Hinweise zur Anwendung – häufige Fragen

Wie wird das richtige Schüßler-Salz für die Einnahme bestimmt?

Die Auswahl des richtigen Schüßler-Salzes bzw. einer sinnvollen Kombination verschiedener Schüßler-Salze kann anhand einer körperlichen Störung oder allgemein zur Stärkung des mentalen und seelischen Wohlbefindens erfolgen.

Das Register der Anwendungen gibt Hilfestellung für die Auswahl. Entsprechend der Beschreibungen der einzelnen Schüßler-Salze kann eine spezifische Auswahl getroffen werden. Je nach Anliegen (akut, chronisch, besondere Belastungssituation) wird anschließend die Dosierung bestimmt. Die angegebenen Kombinationen können als Kuren zur Begleitung bei Beschwerden oder auch zur Prophylaxe genutzt werden. Weitergehende Hinweise finden sich für interessierte Anwender in dem Buch „Im-puls des Lebens, Mineralstoffe nach Dr. Schüßler", Lingen Köln.

Ein wesentliches Instrumentarium in der Biochemie nach Dr. Schüßler ist die Antlitzanalyse, die von ausgebildeten Beratern der Biochemie nach Dr. Schüßler angewandt wird. In der Antlitzanalyse wird der Zustand der Haut (Färbungen, Turgor, Hautstrukturen, Falten) als Hinweis auf den Versorgungszustand des betreffenden Menschen an biochemischen Funktionsmitteln hinzugezogen.

Es ist keine Diagnose, also keine Aussage über mögliche körperliche Störungen oder Erkrankungen damit verbunden. Eine optimale individuelle Einnahmeempfehlung kann von ausgebildeten Beraterinnen und Beratern erstellt werden.

Wie viele Schüßler-Salze können gleichzeitig angewandt werden?

Die Anzahl der Schüßler-Salze hängt von den Störungen beziehungsweise von Ihrem unterschiedlichen Bedarf ab. Es gibt keine Gegenspieler bei den Schüßler-Salzen. Anders als bei herkömmlichen grobstofflichen Mineralstoffpräparaten behindern sich die verschiedenen Schüßler-Salze nicht gegenseitig in der Aufnahme. Im Gegenteil: Die körperlichen Prozesse erfordern oft notwendigerweise verschiedenste Mineralstoffe gleichzeitig. Allerdings sollte bei schwer kranken Menschen sehr genau darauf geachtet werden, welche Anregungen und Unterstützung der Körper sinnvollerweise bekommen soll. Im Zweifel sollte die Beratung in der Apotheke oder eine therapeutische Begleitung genutzt werden.

Wie schnell wirken die Schüßler-Salze?

Der Erfolg der Anwendung der Schüßler-Salze hängt davon ab, bei welcher Störung bzw. welchem Anliegen die Einnahme erfolgt und ob das richtige Schüßler-Salz/die richtigen Schüßler-Salze in einer ausreichenden Dosierung gewählt wurden. In akuten Fällen wirkt die Einnahme überraschend schnell. Beispielsweise hat sich in der Anwendungspraxis bei Halsschmerzen jede 5 Minuten 1 Tablette Nr. 3 Ferrum phosphoricum ausgezeichnet bewährt. Bei chronischen Störungen erfordert die Anwendung der Schüßler-Salze Geduld. Zum Beispiel auf der körperlichen Ebene: Ein Mensch leidet unter versärkter Hornhautbildung am Fuß mit zum Teil schmerzhaften Einrissen. Diese Störung verweist auf eine chronische Störung und erfordert die Anwendung von Nr. 1 Calcium fluoratum über einen mehrmonatigen Zeitraum. Es kann sein, dass Störungen im Organismus vorhanden sind, die nicht wahrgenommen wurden, z. B. eine mangelnde Elastizität der Gefäßwände, die ebenfalls die Anwendung von Nr. 1 Calcium fluoratum erfordert. In der Hierarchie des Organismus werden nun die Störungen im Bereich der Gefäßwände vorrangig ausgeglichen, weil diese – im Unterschied zur Hornhaut an den Fersen – lebenswichtige Bedeutung haben. Eine wesentliche Unterstützung der erfolgreichen Anwendung ist in diesem Zusammenhang die äußere Anwendung der Schüßler-Salze. Mit der äußeren Anwendung der Creme Nr. 1 Calcium fluoratum bei Hornhautstörungen kann die Anwendung optimiert werden.

Gibt es Nebenwirkungen der Schüßler-Salze?

Die biochemischen Funktionsmittel werden seit fast 140 Jahren erfolgreich angewendet. Bislang wurden keine Nebenwirkungen oder Wechselwirkungen mit anderen naturheilkundlichen oder allopathischen Medikamenten beobachtet. Es gibt daher auch keine Gegenanzeigen. Keines der Funktionsmittel wurde jemals für Schwangere ausgeschlossen. Die Anwendung der Schüßler-Salze ist vom ersten bis zum letzten Lebenstag möglich.

Schüßler-Salze können als Bestandteil der Hausapotheke in einfachen Fällen schnelle und wertvolle Hilfe bieten. Auch in der Gesundheitsvorsorge haben sie sich ihren festen Platz erobert. Die Behandlung Kranker gehört allerdings in die Hände qualifizierter Ärzte und Heilpraktiker.

In manchen Fällen zeigen sich nach der Einnahme der Schüßler-Salze Reaktionen. Wenn der Körper beginnt, belastende Stoffe und Säuren auch über die Haut auszuscheiden, zeigen sich in diesen Fällen Reaktionen der Haut in Form von Rötungen oder juckenden Hautstellen. Manchmal führt die verstärkte Ausscheidung zu leichten Durchfällen oder vorübergehend zu Schwellungen. Auch Regenerationsbeschwerden im Bereich der Bänder sind möglich.

Wie werden die Schüßler-Salze dosiert?

Grundsätzlich bestimmt der Bedarf die Dosierung der Schüßler-Salze. Die individuelle Beratung und optimale Abstimmung der Schüßler-Salze (Anzahl der Mittel und konkrete Dosierung) ist Grundlage eines höchstmöglichen Anwendungserfolges.

Es gibt Menschen, die bereits auf kleinere Mengen am Tag (3 Tabletten von einem Schüßler-Salz) positive Veränderungen bemerken und andere Menschen wiederum, die hierfür eine Dosierung von 30 Tabletten am Tag anwenden.

Generelle Empfehlungen sind:

• Prophylaxe: 3–5 Tabletten am Tag,

• Akute Störungen: alle 5 Minuten eine Tablette im Mund zergehen lassen,

• Chronische Fälle: langfristige Einnahme von 7–10 Tabletten am Tag. Es ist wichtig darauf zu achten, welches Schüßler-Salz angewendet wird. Außer in akuten Situationen empfehle ich für die Schüßler-Salze, bei denen sehr häufig Reaktionen auftreten: Nr. 1 Calcium fluoratum, Nr. 6 Kalium sulfuricum, Nr. 11 Silicea und Nr. 12 Calcium sulfuricum eine generelle Anfangsdosierung von 3 Tabletten am Tag, die dann in Abständen von 4–7 Tagen um eine Tablette täglich gesteigert werden kann.

Sensible, ältere und besonders belastete Menschen sollten grundsätzlich mit einem Drittel der angegebenen Dosierung beginnen. Die Dosierung wird langsam im Rhythmus von 7 Tagen gesteigert. Stellt sich der gewünschte Erfolg ein, wird die Dosierung nicht weiter gesteigert. Eine Überdosierung ist aufgrund der Verdünnung (= Potenzierung) allerdings nicht möglich.

Für die Dosierung des Pulvers gilt: 1 Messerspitze ist ungefähr 1 Tablette.

Die Dosierung der alkoholischen Lösung (Dilution) sollte 3-mal täglich 5–15 Tropfen betragen. Für die Anwendung der Dilutionen wird eine Beratung empfohlen.

Wie werden die Schüßler-Salze eingenommen?

Die Anwendung und Einnahme der Schüßler-Salze kann sehr unkompliziert gehandhabt werden. Die Erfahrungen in der Praxis haben gezeigt, dass die gewünschte Wirkung eintritt.

Nach der Auswahl der zutreffenden Schüßler-Salze werden die biochemischen Tabletten abgezählt. Die verschiedenen Funktionsmittel, die für die Anwendung herausgesucht wurden, werden miteinander gemischt. Zwei Möglichkeiten der Einnahme haben sich bewährt:

• Lutschen der Mineralstofftabletten: Bis zu 3 Tabletten können auf einmal in den Mund genommen werden. Beim Lutschen lösen sich die

Können Säuglinge und Kinder die Schüßler-Salze einnehmen?

Mineralstoffmoleküle langsam aus der Tablette heraus und werden über die Mundschleimhaut aufgenommen.

- Auflösen der Mineralstofftabletten in Wasser: Die Tagesdosis der Tabletten in 3 Portionen teilen. Morgens, mittags, abends jeweils eine Portion in einem Glas Wasser auflösen. Der Schluck wird einen Moment im Mund gehalten. Die Mineralstoffmoleküle werden jetzt aufgenommen. Natürlich können innerhalb eines Tages beide Möglichkeiten (Lutschen und Auflösen) genutzt werden. Da die Aufnahme der Mineralstoffmoleküle über die Mundschleimhaut erfolgt, sollte diese frei sein. Die Schüßler-Salze sollten nicht unmittelbar nach dem Essen genommen werden, da die Schleimhaut aufnahmefähig sein sollte. Einflüsse von Zahnpasta oder Kaffee auf die Wirkung sind nicht bekannt.

Können bereits Säuglinge und Kinder die Schüßler-Salze einnehmen?

Ja, Säuglinge können die Schüßler-Salze auf verschiedene Weise bekommen. Man kann sie mit abgekochtem Wasser auflösen und mit einer Pipette vorsichtig in den Mund träufeln. Oder sie werden als Brei angelöst und in kleinsten Mengen in den Mundwinkel gegeben. Die biochemischen Tabletten können dem Fläschchen beigemengt werden, dann ist die Wirkung – wenngleich schwächer – auch vorhanden. Es empfiehlt sich hierbei, die biochemischen Tabletten vorher in abgekochtem Wasser aufzulösen.

Insbesondere bei Säuglingen kann die äußere Anwendung zusätzlich genutzt werden. Die biochemischen Tabletten können dem Badewasser zugefügt oder bei Bauchkrämpfen als Kompresse aufgelegt werden.

Kleinkinder und Kinder können die Schüßler-Salze wie oben angegeben lutschen oder aufgelöst trinken. Meistens schmecken sie süß und sind daher bei den Kindern sehr begehrt.

Die Einnahme der Schüßler-Salze bei Kindern sollte immer unter Anleitung und Aufsicht der betreuenden Erwachsenen erfolgen.

Die Bedenken, dass Kinder durch die Einnahme der Schüßler-Salze den Eindruck bekommen, sie dürften grundsätzlich Tabletten einnehmen, haben sich bislang in der Praxis nicht bestätigt. Im Zweifel oder bei Unsicherheit in dieser Frage kann das Pulver genutzt werden oder können die biochemischen Tabletten aufgelöst gegeben werden. Es ist auch möglich, die Tabletten in einem Mörser zu zerreiben und als Pulver für die Einnahme zu nutzen.

Dürfen Diabetiker die Mineralstoffe nehmen?

Ja, auf jeden Fall! 1 BE = 12 Gramm Kohlenhydrat, das entspricht 48 Tabletten zu 0,25 g. Eine Tablette entspricht ungefähr 1 Kilokalorie. Diabetiker nutzen am besten die Möglichkeit der Auflösung der Mineralstoffe, um die Aufnahme des Milchzuckers gering zu halten.

Ist der Milchzucker (Lactose) gut verträglich?

Der Milchzucker (Lactose) ist die Trägersubstanz für die Mineralstoffe. Gewonnen wird die Lactose aus Molke (Milch). Sie findet in der Nahrungs- und pharmazeutischen Industrie vielfache Verwendung: Fertigsuppen, Wurstwaren, Zucker- und Backwaren ...

Die Lactose wird durch ein Enzym (Lactase) im Darm gespalten. Ist im Darm zu wenig Lactase vorhanden, kommt es zur Lactoseintoleranz und damit zu folgenden Symptomen: Durchfall, Bauchkrämpfe, Blähungen. Bei Symptomen der Unverträglichkeit sollten die Schüßler-Salze in gelöster Form angewandt werden. Die Flüssigkeit kann, nachdem der Schluck einen Moment im Mund gehalten wurde, wieder ausgespuckt werden, damit die Aufnahme der Lactose auf ein Minimum reduziert wird.

In den seltenen Fällen einer Allergie können die Schüßler-Salze als Dilutionen oder Globuli genutzt werden.

Lactose wird erst im Dünndarm gespalten, so dass eine kariöse Wirkung auf die Zähne kaum gegeben ist.

Wie lange sollen die Schüßler-Salze eingenommen werden?

Die Dauer der Einnahme richtet sich einerseits nach dem Ziel, das mit der Einnahme verfolgt wird. Andererseits ist die individuelle Ausgangssituation des Menschen entscheidend dafür, wie lange der Organismus benötigt, seinen Bedarf so zu decken, dass ein zufrieden stellendes Ergebnis erreicht werden kann. Zur Prophylaxe eignet sich eine Einnahme in Form einer Kuranwendung, beispielsweise während einer Fastenkur oder bei den Wachstumsschüben der Kinder. Die Schüßler-Salze sollten mindestens solange genommen werden, bis eine Besserung der Beschwerden einsetzt. Besser ist es aber, die Mineralstofftabletten noch einige Tage oder Wochen weiter zu nehmen, um den gestörten Mineralstoffhaushalt nachhaltig zu regulieren.

Bei chronischen Beschwerden oder zur Gesundheitsprophylaxe können die Schüßler-Salze auch über Monate oder Jahre eingenommen werden.

Welche Fehler können bei der Anwendung unterlaufen?

Je nach individueller Verfasstheit wird häufig festgestellt, dass in den Beschreibungen (der Anwendungen) der Schüßler-Salze so vieles zutrifft, dass alle 12 Schüßler-Salze angewandt werden könnten. Eine breite Anwendung der Schüßler-Salze sollte allerdings entweder auf der Grundlage bewährter Einnahmepläne oder fachkundiger Beratung erfolgen. Der Körper hat dann die Chance, den „Betrieb" erfolgreich wieder aufzunehmen. Das erhöht den Erfolg der Anwendung.

Vielfach wird die Anwendung zu schnell wieder abgebrochen, weil eine rasche Wirkung auch bei chronischen Störungen erwartet wird. Oder die Dosierung ist zu niedrig und wird dem individuellen Bedarf nicht gerecht. Häufig vernachlässigt wird die äußere Anwendung der Schüßler-Salze, die bei allen Problemen zusätzliche und rasche Hilfe bringen kann.

Wie werden die Schüßler-Salze äußerlich angewandt?

Die Haut ist das größte Organ des Menschen. Mit der äußeren Anwendung der Schüßler-Salze werden die Mineralstoffmoleküle direkt an den Stellen wirksam, an denen äußerlich die Störungen sichtbar geworden sind. Sie ersetzt die innere Anwendung nicht. Dennoch wirkt die Aufnahme über äußerliche Anwendungen auch auf den gesamten Organismus und kann sinnvoll werden, wenn die innerliche Einnahme nicht möglich scheint oder abgelehnt wird.

Bei **Mineralstoffbädern** sollte die Temperatur leicht unter Körpertemperatur (nicht über 37 Grad Celsius) liegen, damit die Haut die Mineralstoffe aufnehmen kann, Badedauer 10–15 Minuten. Bei Vollbädern werden ca. 12–20 Stück des jeweiligen Mineralstoffs genommen.

Es sind auch **Teilbäder** möglich (ca. 7–10 Stück des jeweiligen Mineralstoffs):

Sitzbad: z. B. bei Problemen im Analbereich; im Vaginalbereich können die Tabletten auch direkt eingeführt werden.

Fußbäder: z.B. bei Ausschlägen, wunden Füßen

Unterarm- und Handbäder

Waschungen

Zur Unterstützung insbesondere bei Personen, die kein (Teil-)Bad nehmen können. Die Mineralstoffe werden in körperwarmem Wasser aufgelöst.

Kompressen

Augen (Nr. 3, Nr. 8 bei Schwellungen auch Nr. 10 oder Nr. 12)

Gesicht

Nacken

Tücher, Tupfer oder Wattepads in den Mineralstoffen tränken und 10–15 Minuten auflegen.

Breiauflagen

Sie empfehlen sich im akuten Fall körperlicher Störungen, z. B. bei Insektenstrichen (Nr. 2 und Nr. 8) oder Brandwunden (Nr. 3 und Nr. 8). Lösen Sie die Mineralstoffe mit abgekochtem Wasser breig an. Die Anzahl der Mineralstoffe hängt von der Größe der Fläche ab. Legen Sie den Brei auf die betreffenden Hautstellen auf und decken Sie den Brei mit einer Frischhaltefolie ab. So bleibt das feuchte Klima erhalten und die Mineralstoffmoleküle lösen sich im Wasser und können von der Haut aufgenommen werden.

Tropfen

An den Stellen des Körpers, an dem keine Auflagen möglich sind, können die Mineralstoffe als Tropfen äußerlich angewandt werden.

Zubereitung: 1–2 Tabletten des betreffenden Mineralstoffs in etwas abgekochtem Wasser auflösen. (Achtung: Immer frisch zubereiten und die Fläschchen auskochen, da sich sonst Keime bilden können!)

Haarwasser für die Kopfhaut

Biochemisches Haarwasser (Nr. 1, 5, 6, 8, 11/ bei fettigen Haaren + Nr. 4, 9) selbst herstellen und eine Viertelstunde vor dem Waschen einmassieren oder als Haarpackung längere Zeit einwirken lassen.

Sprühlotionen

Mineralstoffe auflösen, den Milchzucker absetzen lassen, eventuell durch einen Teefilter geben, mit einer Sprühflasche aufsprühen (z.B. bei offenen Wunden).

Einläufe

• zur Unterstützung bei Entschlackungskuren (Nr. 1, 3, 4, 5, 6, 7, 8, 10)

• bei Verstopfung (Nr. 3, 7, 8, 10)

Biochemische Creme

Können die Schüßler-Salze zusätzlich zu anderen Medikamenten eingenommen werden?

Die Schüßler-Salze unterstützen jede andere Heilweise, weil sie dem Körper, die notwendigen Betriebsstoffe zuführen. Sie können daher zusätzlich zu allen allopathischen und homöopathischen Arzneimitteln eingenommen werden. Informieren Sie Ihre Heilpraktikerin/Ihren Heilpraktiker oder Ärztin/Arzt über die Einnahme.

Welche Grenzen hat die Anwendung der Schüßler-Salze?

Die Mineralstoffe nach Dr. Schüßler sind ideale, nebenwirkungsfreie Helfer in der Prophylaxe und bei alltäglichen Beschwerden. Sie ersetzen natürlich nicht notfallmedizinische Versorgung und therapeutische notwendige Begleitung bei schweren Erkrankungen. Im Zweifel sollte Rücksprache mit dem Arzt oder Heilpraktiker gehalten werden.

Die Schüßler-Salze können allerdings immer unterstützend und begleitend genutzt werden. Sie wirken nicht gegen allopathische oder beispielsweise homöopathische Medikamente und beeinträchtigen auch keine anderen Heilverfahren wie zum Beispiel die Akupunktur. Im Gegenteil: Die Mineralstoffe nach Dr. Schüßler stärken direkt die Lebenskraft des betroffenen Menschen und unterstützen damit die Fähigkeit, auf Impulse oder Reize reagieren zu können.

Anwendungen von A–Z

Die nachfolgende Zusammenstellung soll die Auswahl der Schüßler-Salze erleichtern. Die Hauptmittel sind durch Fettdruck hervorgehoben. Grundsätzlich bestimmt der Bedarf die Dosierung der Schüßler-Salze. Es gibt Menschen, die auf kleinere Mengen am Tag (3 Tabletten von einem Schüßler-Salz) positive Veränderungen bemerken, und andere Menschen wiederum, die hierfür eine Dosierung von 30 Tabletten am Tag anwenden. Eine Überdosierung ist aufgrund der Verdünnung (= Potenzierung) allerdings nicht möglich.

Generelle Empfehlungen sind:

- Prophylaxe: 3–5 Tabletten am Tag,
- Akute Störungen: alle 5 Minuten eine Tablette im Mund zergehen lassen,
- Chronische Fälle: langfristige Einnahme von 7–10 Tabletten am Tag.

Wichtig:
Andauernde, heftige oder plötzlich auftretende Beschwerden müssen medizinisch abgeklärt werden!

Anwendungen	Differenzierung	Schüßler-Salze
abgelenkt		Nr. 5 Kalium phosphoricum
abgespannt		Nr. 2 Calcium phosphoricum **Nr. 5 Kalium phosphoricum**
abgestumpft		Nr. 2 Calcium phosphoricum **Nr. 5 Kalium phosphoricum** Nr. 8 Natrium chloratum
Achtsamkeit		Nr. 3 Ferrum phosphoricum Nr. 5 Kalium phosphoricum
Abgrenzung		Nr. 1 Calcium fluoratum
Abhängigkeit		Nr. 2 Calcium phosphoricum Nr. 5 Kalium phosphoricum Nr. 7 Magnesium phosphoricum
Abkapselung		Nr. 12 Calcium sulfuricum
Ablehnung		Nr. 1 Calcium fluoratum
Abmagerung (medizinisch nicht erklärbar) (Achtung! Bei unerklärlicher Abmagerung ist medizinische Abklärung notwendig!)		Nr. 2 Calcium phosphoricum Nr. 4 Kalium chloratum Nr. 5 Kalium phosphoricum Nr. 8 Natrium chloratum Nr. 18 Calcium sulfuratum Nr. 22 Calcium carbonicum
Ablenkbarkeit		Nr. 5 Kalium phosphoricum Nr. 7 Magnesium phosphoricum
absichtlich (feindlich)		Nr. 10 Natrium sulfuricum
Abwehrkräfte zur Stärkung		**Nr. 3 Ferrum phosphoricum** Nr. 4 Kalium chloratum Nr. 5 Kalium phosphoricum Nr. 8 Natrium chloratum Nr. 9 Natrium phosphoricum Nr. 10 Natrium sulfuricum Nr. 21 Zincum chloratum
Achselschweiß		Nr. 8 Natrium chloratum Nr. 9 Natrium phosphoricum **Nr. 11 Silicea**
Ärger		**Nr. 6 Kalium sulfuricum** Nr. 10 Natrium sulfuricum
Affekthandlungen		Nr. 2 Calcium phosphoricum Nr. 6 Kalium sulfuricum Nr. 7 Magnesium phosphoricum Nr. 10 Natrium sulfuricum
Afterjucken		Nr. 8 Natrium chloratum
Aggression		Nr. 8 Natrium chloratum Nr. 9 Natrium phosphoricum **Nr. 10 Natrium sulfuricum**

Anwendungen von A–Z

Anwendungen	Differenzierung	Schüßler-Salze
Akne allgemein		Nr. 3 Ferrum phosphoricum Nr. 4 Kalium chloratum Nr. 7 Magnesium phosphoricum **Nr. 9 Natrium phosphoricum**
Aktivität (Anregung)		Nr. 11 Silicea Nr. 12 Calcium sulfuricum Nr. 21 Zincum chloratum
Albträume		Nr. 5 Kalium phosphoricum Nr. 7 Magnesium phosphoricum
Allergien allgemein		Nr. 2 Calcium phosphoricum Nr. 7 Magnesium phosphoricum Nr. 24 Arsenum jodatum
Altern		Nr. 2 Calcium phosphoricum Nr. 8 Natrium chloratum
angefressen sein		Nr. 1 Calcium fluoratum Nr. 11 Silicea
angegriffene Nerven		**Nr. 9 Natrium phosphoricum** Nr. 11 Silicea
Angstzustände allgemein		Nr. 5 Kalium phosphoricum
	• Existenzangst	Nr. 2 Calcium phosphoricum Nr. 7 Magnesium phosphoricum Nr. 14 Kalium bromatum Nr. 15 Kalium jodatum
	• Angst vor Prüfungen	Nr. 2 Calcium phosphoricum
	• Angst vor Ablehnung	Nr. 7 Magnesium phosphoricum
	• Angst zu versagen	Nr. 2 Calcium phosphoricum
	• Angst vor Einsamkeit	Nr. 5 Kalium phosphoricum
	• Angst vor Gefühlen	Nr. 4 Kalium chloratum Nr. 2 Calcium phosphoricum
	• Angst vor Hingabe	Nr. 12 Calcium sulfuricum
	• Bindungsangst	Nr. 12 Calcium sulfuricum
	• Angst vor (meist unbegründeten) Gefahren	Nr. 2 Calcium phosphoricum
	• Schulangst	Nr. 2 Calcium phosphoricum Nr. 5 Kalium phosphoricum Nr. 7 Magnesium phosphoricum
	• Angst vor Verlust	Nr. 12 Calcium sulfuricum
	• Angst vor Reisen	Nr. 7 Magnesium phosphoricum
	• Angst vor Gruppen zu reden	Nr. 7 Magnesium phosphoricum
	• Flugangst	Nr. 2 Calcium phosphoricum Nr. 7 Magnesium phosphoricum Nr. 14 Kalium bromatum

Anwendungen	Differenzierung	Schüßler-Salze
	• Angst zu erkranken	Nr. 2 Calcium phosphoricum
	• Angst vor Tod	Nr. 2 Calcium phosphoricum Nr. 24 Arsenum jodatum
	• Angst vor Sexualität	Nr. 4 Kalium chloratum Nr. 12 Calcium sulfuricum
	• Platzangst	Nr. 5 Kalium phosphoricum
	• Konfliktangst	Nr. 11 Silicea
	• Angst vor Blamage	Nr. 7 Magnesium phosphoricum
anklagend		Nr. 8 Natrium chloratum
Anpassungsstörung		**Nr. 1 Calcium fluoratum** Nr. 8 Natrium chloratum Nr. 11 Silicea Nr. 12 Calcium sulfuricum
Anspannung		Nr. 1 Calcium fluoratum Nr. 2 Calcium phosphoricum Nr. 7 Magnesium phosphoricum
Antriebslosigkeit allgemein		**Nr. 5 Kalium phosphoricum** Nr. 7 Magnesium phosphoricum
Apathie (Arzt!)		Nr. 2 Calcium phosphoricum Nr. 3 Ferrum phosphoricum **Nr. 5 Kalium phosphoricum** Nr. 7 Magnesium phosphoricum Nr. 8 Natrium chloratum
Appetitlosigkeit		**Nr. 2 Calcium phosphoricum** Nr. 3 Ferrum phosphoricum **Nr. 5 Kalium phosphoricum** Nr. 6 Kalium sulfuricum
Arbeitsfähigkeit (wird gestärkt)		Nr. 3 Ferrum phosphoricum Nr. 5 Kalium phosphoricum Nr. 8 Natrium chloratum
Asthma (Begleitung)		**Nr. 3 Ferrum phosphoricum** Nr. 4 Kalium chloratum Nr. 5 Kalium phosphoricum **Nr. 6 Kalium sulfuricum** Nr. 7 Magnesium phosphoricum Nr. 8 Natrium chloratum Nr. 10 Natrium sulfuricum Nr. 24 Arsenum jodatum
Atem	• atemlos	**Nr. 6 Kalium sulfuricum** Nr. 7 Magnesium phosphoricum Nr. 10 Natrium sulfuricum
	• stockt	Nr. 3 Ferrum phosphoricum Nr. 6 Kalium sulfuricum Nr. 10 Natrium sulfuricum **Nr. 12 Calcium sulfuricum**

Anwendungen	Differenzierung	Schüßler-Salze
Aufreiben		Nr. 3 Ferrum phosphoricum
Aufmerksamkeit (Stärkung)		Nr. 6 Kalium sulfuricum
Aufregung	• zur Beruhigung, akut	**Nr. 7 Magnesium phosphoricum**
	• mit Übelkeit	Nr. 14 Kalium bromatum
Aufstoßen		Nr. 6 Kalium sulfuricum
Augenblinzeln		Nr. 7 Magnesium phosphoricum Nr. 16 Lithium chloratum
Augen geschwollen		Nr. 8 Natrium chloratum Nr. 10 Natrium sulfuricum
ausgebrannt (s. Burnout)		
ausgebeutet, leer		Nr. 5 Kalium phosphoricum
Aussöhnung		Nr. 10 Natrium sulfuricum
Austausch		Nr. 6 Kalium sulfuricum
Bauchschmerzen		Nr. 3 Ferrum phosphoricum Nr. 4 Kalium chloratum **Nr. 7 Magnesium phosphoricum** Nr. 9 Natrium phosphoricum Nr. 10 Natrium sulfuricum
bedrohlich		Nr. 10 Natrium sulfuricum
begrenzt		Nr. 1 Calcium fluoratum
Benommenheit		Nr. 8 Natrium chloratum
Beruhigung		Nr. 2 Calcium phosphoricum Nr. 7 Magnesium phosphoricum Nr. 14 Kalium bromatum
Betnässen allgemein		Nr. 1 Calcium fluoratum Nr. 2 Calcium phosphoricum **Nr. 10 Natrium sulfuricum**
Bewegungsunfähig		Nr. 1 Calcium fluoratum Nr. 12 Calcium sulfuricum
bewertend		Nr. 10 Natrium sulfuricum
Blase (Harnblase) gereizt		Nr. 2 Calcium phosphoricum Nr. 8 Natrium chloratum Nr. 9 Natrium phosphoricum
blockiert		Nr. 12 Calcium sulfuricum

Anwendungen von A–Z

Anwendungen	Differenzierung	Schüßler-Salze
Blutdruck	• erhöht	Nr. 1 Calcium fluoratum Nr. 2 Calcium phosphoricum Nr. 7 Magnesium phosphoricum **Nr. 8 Natrium chloratum** Nr. 9 Natrium phosphoricum **Nr. 10 Natrium sulfuricum** Nr. 11 Silicea Nr. 14 Kalium bromatum Nr. 15 Kalium jodatum
	• niedrig	**Nr. 2 Calcium phosphoricum** Nr. 3 Ferrum phosphoricum **Nr. 5 Kalium phosphoricum** Nr. 8 Natrium chloratum Nr. 9 Natrium phosphoricum
Brechdurchfall		Nr. 3 Ferrum phosphoricum Nr. 10 Natrium sulfuricum
Burnout-Syndrom		Nr. 3 Ferrum phosphoricum Nr. 5 Kalium phosphoricum Nr. 8 Natrium chloratum Nr. 21 Zincum chloratum
cholerische Reaktion		Nr. 2 Calcium phosphoricum Nr. 7 Magnesium phosphoricum Nr. 8 Natrium chloratum Nr. 9 Natrium phosphoricum **Nr. 10 Natrium sulfuricum**
Dankbarkeit		Nr. 10 Natrium sulfuricum
Darm	• Reizdarm	**Nr. 2 Calcium phosphoricum** Nr. 10 Natrium sulfuricum
	• Durchfall	**Nr. 3 Ferrum phosphoricum** Nr. 8 Natrium chloratum **Nr. 10 Natrium sulfuricum**
Darmkrämpfe		**Nr. 7 Magnesium phosphoricum** als „heiße Sieben" Nr. 10 Natrium sulfuricum
Daumenlutschen		Nr. 7 Magnesium phosphoricum
Demenz (Begleitung)		Nr. 2 Calcium phosphoricum Nr. 8 Natrium chloratum Nr. 12 Calcium sulfuricum Nr. 20 Kalium-Aluminium sulfuricum
Demut		Nr. 10 Natrium sulfuricum
Denkfähigkeit		Nr. 5 Kalium phosphoricum
depressive Verstimmungen		**Nr. 5 Kalium phosphoricum** Nr. 16 Lithium chloratum
Desinteresse		Nr. 5 Kalium phosphoricum Nr. 7 Magnesium phosphoricum Nr. 12 Calcium sulfuricum

135

Anwendungen	Differenzierung	Schüßler-Salze
Diabetes (Begleitung)		Nr. 4 Kalium chloratum **Nr. 6 Kalium sulfuricum** **Nr. 10 Natrium sulfuricum** Nr. 17 Manganum sulfuricum Nr. 21 Zincum chloratum
Distanziertheit		Nr. 1 Calcium fluoratum Nr. 2 Calcium phosphoricum Nr. 7 Magnesium phosphoricum Nr. 12 Calcium sulfuricum
Drüsen	• allgemein	**Nr. 4 Kalium chloratum** Nr. 7 Magnesium phosphoricum Nr. 11 Silicea
	• Eiterung	Nr. 9 Natrium phosphoricum Nr. 11 Silicea Nr. 12 Calcium sulfuricum
	• Entzündung	**Nr. 3 Ferrum phosphoricum** Nr. 4 Kalium chloratum
	• Schwellung	**Nr. 4 Kalium chloratum** Nr. 12 Calcium sulfuricum
	• Verhärtung	Nr. 1 Calcium fluoratum
Durchfall – allgemein		**Nr. 3 Ferrum phosphoricum** Nr. 8 Natrium chloratum **Nr. 10 Natrium sulfuricum**
Durchsetzungsvermögen		Nr. 1 Calcium fluoratum Nr. 2 Calcium phosphoricum Nr. 3 Ferrum phosphoricum Nr. 5 Kalium phosphoricum
Eifersucht		Nr. 2 Calcium phosphoricum Nr. 7 Magnesium phosphoricum Nr. 8 Natrium chloratum Nr. 16 Lithium chloratum
Einkoten		Nr. 1 Calcium fluoratum Nr. 7 Magnesium phosphoricum Nr. 10 Natrium sulfuricum Nr. 22 Calcium carbonicum
Einsamkeit		Nr. 2 Calcium phosphoricum Nr. 5 Kalium phosphoricum Nr. 12 Calcium sulfuricum
Einschlafstörung		Nr. 2 Calcium phosphoricum **Nr. 7 Magnesium phosphoricum** Bei älteren Menschen zusätzlich: Nr. 25 Aurum chloratum natronatum
Ekel		Nr. 1 Calcium fluoratum Nr. 4 Kalium chloratum Nr. 5 Kalium phosphoricum Nr. 12 Calcium sulfuricum

Anwendungen	Differenzierung	Schüßler-Salze
Empfindlichkeit bei Schmerz		**Nr. 1 Calcium fluoratum** Nr. 3 Ferrum phosphoricum Nr. 9 Natrium phosphoricum **Nr. 11 Silicea**
	• bei Lärm, Geräuschen, Licht	Nr. 11 Silicea
	• bei Zugluft	Nr. 8 Natrium chloratum
Entfremdung		Nr. 1 Calcium fluoratum Nr. 4 Kalium chloratum Nr. 12 Calcium sulfuricum
Entschlackungs-Kur		Nr. 4 Kalium chloratum Nr. 8 Natrium chloratum Nr. 9 Natrium phosphoricum Nr. 10 Natrium sulfuricum
Entsetzen		Nr. 12 Calcium sulfuricum
Entspannung		Nr. 1 Calcium fluoratum Nr. 2 Calcium phosphoricum Nr. 7 Magnesium phosphoricum
Enttäuschung		Nr. 8 Natrium chloratum
Entzündungen		**Nr. 3 Ferrum phosphoricum** Nr. 9 Natrium phosphoricum
Entzug (Kraft für) Weitere individuelle Begleitung zur Ausleitung notwendig! Achtung: kein Ersatz für therapeutische oder medizinische Hilfe!		Nr. 2 Calcium phosphoricum Nr. 3 Ferrum phosphoricum Nr. 5 Kalium phosphoricum Nr. 7 Magnesium phosphoricum Nr. 8 Natrium chloratum
Erkältungen		**Nr. 3 Ferrum phosphoricum** Nr. 4 Kalium chloratum Nr. 8 Natrium chloratum Nr. 9 Natrium phosphoricum Nr. 10 Natrium sulfuricum **Nr. 21 Zincum chloratum**
	• Vorbeugung	Nr. 3 Ferrum phosphoricum Nr. 9 Natrium phosphoricum
ergriffen		Nr. 4 Kalium chloratum
erröten		Nr. 7 Magnesium phosphoricum
Erschlaffung der Haut	• faltig und runzelig	**Nr. 1 Calcium fluoratum** Nr. 5 Kalium phosphoricum Nr. 8 Natrium chloratum **Nr. 11 Silicea**
Erschöpfung		Nr. 3 Ferrum phosphoricum Nr. 5 Kalium phosphoricum Nr. 8 Natrium chloratum Nr. 22 Calcium carbonicum

Anwendungen	Differenzierung	Schüßler-Salze
Festhalten	• Kraftlosigkeit	Nr. 3 Ferrum phosphoricum Nr. 5 Kalium phosphoricum Nr. 8 Natrium chloratum
Fettleibigkeit	• durch Stress	Nr. 7 Magnesium phosphoricum Nr. 17 Manganum sulfuricum
	• durch Krankheit	Nr. 2 Calcium phosphoricum Nr. 3 Ferrum phosphoricum Nr. 5 Kalium phosphoricum Nr. 8 Natrium chloratum
		Nr. 12 Calcium sulfuricum
Fingernägel	• brüchig	Nr. 4 Kalium chloratum Nr. 7 Magnesium phosphoricum Nr. 8 Natrium chloratum **Nr. 9 Natrium phosphoricum** Nr. 10 Natrium sulfuricum
	• in Schichten aufgelöst	Nr. 1 Calcium fluoratum
Freudlosigkeit	• kauen	Nr. 11 Silicea
		Nr. 7 Magnesium phosphoricum Nr. 2 Calcium phosphoricum
		Nr. 2 Calcium phosphoricum Nr. 4 Kalium chloratum Nr. 7 Magnesium phosphoricum Nr. 8 Natrium chloratum
Frigidität		Nr. 2 Calcium phosphoricum Nr. 5 Kalium phosphoricum Nr. 7 Magnesium phosphoricum
Frustration		Nr. 8 Natrium chloratum Nr. 10 Natrium sulfuricum
Galle	• Steine – Grieß	Nr. 6 Kalium sulfuricum Nr. 9 Natrium phosphoricum **Nr. 10 Natrium sulfuricum**
		Nr. 2 Calcium phosphoricum **Nr. 9 Natrium phosphoricum** Nr. 11 Silicea Nr. 23 Natrium bicarbonicum
Gedächtnis (Konzentrations-, Lern- und Denkfähigkeit)		Nr. 3 Ferrum phosphoricum **Nr. 5 Kalium phosphoricum** Nr. 8 Natrium chloratum
Gedächtnis lässt nach		Nr. 3 Ferrum phosphoricum Nr. 5 Kalium phosphoricum Nr. 8 Natrium chloratum Nr. 20 Kalium-Aluminium sulfuricum
gefangen		Nr. 12 Calcium sulfuricum

Anwendungen	Differenzierung	Schüßler-Salze
Gedankenflucht		Nr. 5 Kalium phosphoricum Nr. 12 Calcium sulfuricum Nr. 21 Zincum chloratum
Gefühle (überbetont)		Nr. 4 Kalium chloratum
Gefühle unterdrücken		Nr. 1 Calcium fluoratum Nr. 4 Kalium chloratum Nr. 7 Magnesium phosphoricum
Gefühlskälte		Nr. 4 Kalium chloratum Nr. 8 Natrium chloratum Nr. 12 Calcium sulfuricum
Gefühl der Minderwertigkeit		Nr. 7 Magnesium phosphoricum
Gefühl, wertlos zu sein		Nr. 5 Kalium phosphoricum
Gehässigkeit		Nr. 10 Natrium sulfuricum
Gehirn (Stärkung)		Nr. 3 Ferrum phosphoricum **Nr. 5 Kalium phosphoricum** Nr. 6 Kalium sulfuricum Nr. 8 Natrium chloratum
Geiz		Nr. 10 Natrium sulfuricum
Gelassenheit		Nr. 2 Calcium phosphoricum Nr. 7 Magnesium phosphoricum Nr. 17 Calcium sulfuricum
gelähmt (als Gefühl)		Nr. 5 Kalium phosphoricum
gelähmt (als Zustand)		Nr. 12 Calcium sulfuricum
Gemütsverstimmung		Nr. 6 Kalium sulfuricum Nr. 10 Natrium sulfuricum
Gereiztheit		Nr. 2 Calcium phosphoricum Nr. 7 Magnesium phosphoricum Nr. 9 Natrium phosphoricum Nr. 11 Silicea
geschockt		Nr. 12 Calcium sulfuricum
Geschwüre/Furunkel		Nr. 1 Calcium fluoratum **Nr. 9 Natrium phosphoricum** Nr. 11 Silicea Nr. 12 Calcium sulfuricum Nr. 21 Zincum chloratum
getroffen		Nr. 1 Calcium fluoratum
Gier		Nr. 2 Calcium phosphoricum
Gliederschmerzen		Nr. 3 Ferrum phosphoricum Nr. 10 Natrium sulfuricum
grausam		Nr. 10 Natrium sulfuricum Nr. 12 Calcium sulfuricum
Grübeln		Nr. 5 Kalium phosphoricum

Anwendungen	Differenzierung	Schüßler-Salze
Haarausfall		Nr. 3 Ferrum phosphoricum Nr. 8 Natrium chloratum Nr. 9 Natrium phosphoricum Nr. 11 Silicea
	• 4 Wochen zusätzlich als Kur (je 5 Tabl./Tag):	Nr. 17 Manganum sulfuricum Nr. 19 Cuprum arsenicosum Nr. 11 Silicea
Haare (Pflege)		Nr. 1 Calcium fluoratum Nr. 2 Calcium phosphoricum Nr. 5 Kalium phosphoricum Nr. 8 Natrium chloratum **Nr. 9 Natrium phosphoricum** **Nr. 11 Silicea**
	• bei Kahlköpfigkeit	Nr. 9 Natrium phosphoricum Nr. 11 Silicea Nr. 21 Zincum chloratum
	• frühzeitiges Ergrauen	Nr. 2 Calcium phosphoricum **Nr. 5 Kalium phosphoricum** **Nr. 6 Kalium sulfuricum** Nr. 8 Natrium chloratum **Nr. 9 Natrium phosphoricum** Nr. 10 Natrium sulfuricum
	• Schuppenbildung mit trockenem Haarboden	Nr. 1 Calcium fluoratum Nr. 8 Natrium chloratum Nr. 11 Silicea
	• brüchige, gespaltene Haarspitzen	**Nr. 9 Natrium phosphoricum** Nr. 11 Silicea
Haut	• Nährung und Aufbau	Nr. 1 Calcium fluoratum Nr. 3 Ferrum phosphoricum Nr. 4 Kalium chloratum Nr. 6 Kalium sulfuricum Nr. 8 Natrium chloratum Nr. 9 Natrium phosphoricum Nr. 10 Natrium sulfuricum Nr. 11 Silicea Nr. 19 Cuprum arsenicosum Nr. 21 Zincum chloratum
	• Abschuppung, klebrig	Nr. 6 Kalium sulfuricum
	• Altersflecken	Nr. 6 Kalium sulfuricum
	• Ausschläge, klebriger Untergrund	Nr. 6 Kalium sulfuricum
	• Farbe bräunlich gelb bis gelblich	Nr. 6 Kalium sulfuricum
	• Hornstoffaustritt, übermäßige Schwielenbildung (gelblich an Händen und Füßen)	Nr. 1 Calcium fluoratum
	• Hautkribbeln (beim Schlafen)	Nr. 2 Calcium phosphoricum

Anwendungen	Differenzierung	Schüßler-Salze
	• juckend	Nr. 6 Kalium sulfuricum **Nr. 7 Magnesium phosporicum** **Nr. 10 Natrium sulfuricum** Nr. 24 Arsenum jodatum
	• Zusätzlich: bei nässenden Ekzeme	Nr. 13 Kalium arsenicosum Nr. 24 Arsenum jodatum
	• Rötung (warm bis heiß)	**Nr. 3 Ferrum phosphoricum**
	• trocken – fettarm	Nr. 9 Natrium phosphoricum
	• trocken – feuchtigkeitsarm	Nr. 8 Natrium chloratum Nr. 15 Kalium jodatum
	• unreine Haut (s. Akne)	
	• Verhärtungen	Nr. 1 Calcium fluoratum
	• Verrunzelung, welke Haut	Nr. 1 Calcium fluoratum
Hautabsonderungen	• blutig – faulig riechend - schmierig	Nr. 5 Kalium phosphoricum
	• bräunlich gelb – schleimig-klebrig	Nr. 6 Kalium sulfuricum Zur Ausscheidung: Nr. 10 Natrium sulfuricum
	• brennend	Nr. 8 Natrium chloratum
	• eitrig	Nr. 9 Natrium phosphoricum Nr. 11 Silicea Nr. 12 Calcium sulfuricum
	• farbloser, wäsriger Schleim	Nr 8 Narrium chloratum
	• fettig	Nr. 9 Natrium phosphoricum
	• grünlich gelb – wässrig	Nr. 10 Natrium sulfuricum
	• honiggelb – rahmartig	Nr. 9 Natrium phosphoricum
	• Hornstoff – als Hornhaut oder als Platten auf der Hautoberfläche	Nr. 1 Calcium fluoratum
	• bläulich rote Verfärbung	Nr. 10 Natrium sulfuricum
	• unter der Hautoberfläche grünlich gelb, bevor die Flüssigkeit austritt	Nr. 10 Natrium sulfuricum
	• wässrig – glasig – farblos	Nr. 8 Natrium chloratum
	• weiß oder weißgrau, wie Mehl	Nr. 4 Kalium chloratum
Husten	• Schleim bräunlich gelb, ocker	Nr. 6 Kalium sulfuricum
	• Schleim gelblich grün	Nr. 10 Natrium sulfuricum
	• Schleim honiggelb	Nr. 9 Natrium phosphoricum

Anwendungen von A–Z

Anwendungen	Differenzierung	Schüßler-Salze
	• Schleim übel riechend, faulig	Nr. 5 Kalium phosphoricum
	• Schleimstau in der Nacht	Nr. 4 Kalium chloratum Nr. 6 Kalium sulfuricum Nr. 8 Natrium chloratum
	• trocken – ohne Schleim	Nr. 3 Ferrum phosphoricum **Nr. 8 Natrium chloratum**
	• wenn das Hüsteln von einem ständigen Räuspern schwer zu unterscheiden ist	Nr. 2 Calcium phosphoricum **Nr. 15 Kalium jodatum**
	• wenn der Schleim glasklar und leicht schaumig ist	Nr. 8 Natrium chloratum
Hilflosigkeit		Nr. 5 Kalium phosphoricum
Hyperaktivität	• morgens	Nr. 2 Calcium phosphoricum
	• mittags	Nr. 5 Kalium phosphoricum
	• abends	Nr. 7 Magnesium phosphoricum
Hypersensibilität		Nr. 8 Natrium chloratum
hypochondrische Störung		Nr. 2 Calcium phosphoricum Nr. 4 Kalium chloratum Nr. 6 Kalium sulfuricum Nr. 10 Natrium sulfuricum **Nr. 11 Silicea**
Hysterie		**Nr. 4 Kalium chloratum** Nr. 7 Magnesium phosphoricum
Ideenlosigkeit		Nr. 5 Kalium phosphoricum Nr. 12 Calcium sulfuricum
Identitätsprobleme		**Nr. 2 Calcium phosphoricum** Nr. 12 Calcium sulfuricum
Immunsystem (Stärkung)		**Nr. 2 Calcium phosphoricum** **Nr. 3 Ferrum phosphoricum** Nr. 5 Kalium phosphoricum Nr. 8 Natrium chloratum Nr. 21 Zincum chloratum
Inkontinenz – Blasenschwäche		Nr. 1 Calcium fluoratum **Nr. 10 Natrium sulfuricum**
Impotenz (ärztliche Abklärung notwendig!)		**Nr. 5 Kalium phosphoricum** Nr. 7 Magnesium phosphoricum Nr. 17 Manganum sulfuricum
Imponiergehabe		Nr. 1 Calcium fluoratum
Intelligenz – Stärkung		**Nr. 5 Kalium phosphoricum** Nr. 15 Kalium jodatum Nr. 21 Zincum chloratum

Anwendungen	Differenzierung	Schüßler-Salze
Isolation		Nr. 12 Calcium sulfuricum
Jammern		Nr. 4 Kalium chloratum Nr. 8 Natrium chloratum
Jetlag		Nr. 3 Ferrum phosphoricum Nr. 5 Kalium phosphoricum Nr. 8 Natrium chloratum Nr. 25 Aurum chloratum natronatum
Juckreiz		Nr. 6 Kalium sulfuricum **Nr. 7 Magnesium phosphoricum** Nr. 8 Natrium chloratum **Nr. 10 Natrium sulfuricum** Nr. 12 Calcium sulfuricum
	• chronisch, zusätzlich:	Nr. 20 Kalium-Aluminium sulfuricum
Kältegefühl der Haut		Nr. 2 Calcium phosphoricum Nr. 8 Natrium chloratum
Kieferprobleme		Nr. 1 Calcium fluoratum Nr. 2 Calcium phosphoricum Nr. 5 Kalium phosphoricum Nr. 7 Magnesium phosphoricum Nr. 21 Zincum chloratum
klammert (in der Beziehung)		Nr. 12 Calcium sulfuricum
Klaustrophobie		Nr. 6 Kalium sulfuricum
Kloßgefühl im Hals (Globusgefühl)		Nr. 7 Magnesium phosphoricum
Kolik		Nr. 7 Magnesium phosphoricum als "heiße Sieben" Nr. 20 Kalium-Aluminium sulfuricum
Kommunikationsstörung		Nr. 2 Calcium phosphoricum Nr. 5 Kalium phosphoricum **Nr. 12 Calcium sulfuricum**
Konfliktscheu		Nr. 11 Silicea
Kontrollverlust		Nr. 2 Calcium phosphoricum Nr. 8 Natrium chloratum
Kontrollzwang		Nr. 1 Calcium fluoratum Nr. 2 Calcium phosphoricum Nr. 8 Natrium chloratum Nr. 12 Calcium sulfuricum

Anwendungen	Differenzierung	Schüßler-Salze
Konzentration		Nr. 3 Ferrum phosphoricum Nr. 5 Kalium phosphoricum Nr. 6 Kalium sulfuricum Nr. 8 Natrium chloratum
Kopfhautjucken		Nr. 6 Kalium sulfuricum Nr. 7 Magnesium phosphoricum Nr. 10 Natrium sulfuricum
Kopfschmerzen allgemein		Nr. 3 Ferrum phosphoricum Nr. 7 Magnesium phosphoricum Nr. 10 Natrium sulfuricum
	• als Folge geistiger Anstrengung	Nr. 5 Kalium phosphoricum Nr. 14 Kalium bromatum
	• an der Schläfe	Nr. 21 Zincum chloratum
	• dumpf	Nr. 11 Silicea
		Nr. 8 Natrium chloratum Nr. 10 Natrium sulfuricum
	• chronisch, zusätzlich:	Nr. 19 Cuprum arsenicosum
	• hinter der Stirn	Nr. 10 Natrium sulfuricum Nr. 11 Silicea
	• klopfend, pochend	Nr. 3 Ferrum phosphoricum
	• Spannungskopfschmerz	Nr. 2 Calcium phosphoricum Nr. 7 Magnesium phosphoricum
	• heiße Stirn	Nr. 3 Ferrum phosphoricum
Kräfte (schwinden)		Nr. 5 Kalium phosphoricum
Krämpfe	• kurz und schmerzhaft, kolikartig	Nr. 7 Magnesium phosphoricum
	• Muskelkrämpfe	Nr. 2 Calcium phosphoricum Nr. 7 Magnesium phosphoricum Nr. 9 Natrium phosphoricum
Kreislaufschwäche		Nr. 2 Calcium phosphoricum Nr. 3 Ferrum phosphoricum **Nr. 5 Kalium phosphoricum** Nr. 7 Magnesium phosphoricum Nr. 8 Natrium chloratum
Krise		Nr. 1 Calcium fluoratum **Nr. 2 Calcium phosphoricum** Nr. 3 Ferrum phosphoricum **Nr. 5 Kalium phosphoricum** Nr. 7 Magnesium phosphoricum Nr. 8 Natrium chloratum Nr. 9 Natrium phosphoricum Nr. 11 Silicea
Lähmung (sich wie gelähmt fühlen)		Nr. 5 Kalium phosphoricum
Lampenfieber		Nr. 7 Magnesium phosphoricum

Anwendungen	Differenzierung	Schüßler-Salze
lauernde Haltung		**Nr. 6 Kalium sulfuricum** Nr. 10 Natrium sulfuricum
launisch		Nr. 7 Magnesium phosphoricum
Leber – Stärkung		Nr. 4 Kalium chloratum Nr. 6 Kalium sulfuricum Nr. 10 Natrium sulfuricum
leiden		Nr. 4 Kalium chloratum Nr. 7 Magnesium phosphoricum Nr. 9 Natrium phosphoricum Nr. 11 Silicea
Lernfähigkeit		Nr. 5 Kalium phosphoricum
Leugnung eigener Bedürfnisse		Nr. 6 Kalium sulfuricum Nr. 8 Natrium chloratum Nr. 10 Natrium sulfuricum Nr. 12 Calcium sulfuricum
Lidzucken		Nr. 5 Kalium phosphoricum Nr. 7 Magnesium phosphoricum Nr. 9 Natrium phosphoricum Nr. 11 Silicea
Liebeskummer		Nr. 2 Calcium phosphoricum **Nr. 4 Kalium chloratum** Nr. 7 Magnesium phosphoricum Nr. 9 Natrium phosphoricum Nr. 11 Silicea Nr. 12 Calcium sulfuricum Nr. 21 Zincum chloratum
Loslassen		Nr. 1 Calcium fluoratum Nr. 2 Calcium phosphoricum Nr. 5 Kalium phosphoricum Nr. 8 Natrium chloratum **Nr. 10 Natrium sulfuricum** Nr. 12 Calcium sulfuricum
Lufthunger (ständiges Bedürfnis nach frischer Luft)		**Nr. 6 Kalium sulfuricum** Nr. 23 Natrium bicarbonicum
Lunge (Stärkung)		Nr. 3 Ferrum phosphoricum Nr. 4 Kalium chloratum Nr. 6 Kalium sulfuricum Nr. 10 Natrium sulfuricum
	• Zusätzlich für 4 Wochen:	Nr. 24 Arsenum jodatum
machtbesessen		**Nr. 1 Calcium fluoratum** Nr. 2 Calcium phosphoricum Nr. 7 Magnesium phosphoricum Nr. 8 Natrium chloratum Nr. 10 Natrium sulfuricum

Anwendungen von A–Z

Anwendungen	Differenzierung	Schüßler-Salze
Magen (Druckgefühl)		Nr. 4 Kalium chloratum Nr. 7 Magnesium phosphoricum Nr. 8 Natrium chloratum
	• Krämpfe (wegen Übersäuerung)	Nr. 7 Magnesium phosphoricum Nr. 8 Natrium chloratum
	• nervöse Beschwerden	**Nr. 7 Magnesium phosphoricum** Nr. 8 Natrium chloratum **Nr. 9 Natrium phosphoricum**
Magensäure Regulierung		Nr. 4 Kalium chloratum Nr. 8 Natrium chloratum Nr. 9 Natrium phosphoricum
Maßlosigkeit		Nr. 1 Calcium fluoratum Nr. 7 Magnesium phosphoricum Nr. 9 Natrium phosphoricum
matt		Nr. 9 Natrium phosphoricum
melancholische Stimmung		Nr. 5 Kalium phosphoricum Nr. 6 Kalium sulfuricum Nr. 10 Natrium sulfuricum
	• akut, zusätzlich:	Nr. 25 Aurum chloratum natronatum
Menschenscheu		Nr. 2 Calcium phosphoricum
Menstruation (Krämpfe)		Nr. 7 Magnesium phosphoricum
	• starke Blutung	Nr. 1 Calcium fluoratum Nr. 7 Magnesium phosphoricum Nr. 11 Silicea Nr. 21 Zincum chloratum
	• unregelmäßige Blutung	Nr. 2 Calcium phosphoricum Nr. 21 Zincum chloratum
Milz (Stärkung bei Seitenstechen)		Nr. 5 Kalium phosphoricum Nr. 7 Magnesium phosphoricum Nr. 8 Natrium chloratum
Minderwertigkeit		Nr. 2 Calcium phosphoricum
Misstrauen		Nr. 2 Calcium phosphoricum Nr. 7 Magnesium phosphoricum Nr. 10 Natrium sulfuricum Nr. 12 Calcium sulfuricum
missmutig		Nr. 7 Magnesium phosphoricum
Mitesser allgemein		Nr. 9 Natrium phosphoricum
Mitgefühl		Nr. 4 Kalium chloratum
Mond (reagiert auf)		Nr. 25 Aurum chloratum natronatum
Müdigkeit	• antriebslos	Nr. 14 Kalium bromatum

Anwendungen	Differenzierung	Schüßler-Salze
	• Auffrischung	Nr. 3 Ferrum phosphoricum Nr. 5 Kalium phosphoricum Nr. 8 Natrium chloratum
	• beim Autofahren	Nr. 9 Natrium phosphoricum
	• Müdigkeit durch Übersäuerung	Nr. 9 Natrium phosphoricum
Muskelzucken		Nr. 2 Calcium phosphoricum Nr. 7 Magnesium phosphoricum Nr. 9 Natrium phosphoricum **Nr. 11 Silicea** Nr. 21 Zincum chloratum
Mutlosigkeit		Nr. 5 Kalium phosphoricum
Nachtschweiß (ärztliche Abklärung norwendig!)		Nr. 2 Calcium phosphoricum Nr. 7 Magnesium phosphoricum Nr. 8 Natrium chloratum Nr. 24 Arsenum jodatum
Nacken (verspannt)		**Nr. 2 Calcium phosphoricum** **Nr. 7 Magnesium phosphoricum** Nr. 8 Natrium chloratum Nr. 9 Natrium phosphoricum
Nasenbluten		Nr. 2 Calcium phosphoricum Nr. 22 Calcium carbonicum
Nasenjucken		Nr. 2 Calcium phosphoricum Nr. 9 Natrium phosphoricum
Neid		Nr. 1 Calcium fluoratum Nr. 2 Calcium phosphoricum Nr. 8 Natrium chloratum **Nr. 10 Natrium sulfuricum**
Nerven angegriffen		Nr. 2 Calcium phosphoricum **Nr. 5 Kalium phosphoricum** Nr. 7 Magnesium phosphoricum Nr. 9 Natrium phosphoricum Nr. 11 Silicea
	• Anspannung	Nr. 1 Calcium fluoratum Nr. 2 Calcium phosphoricum Nr. 7 Magnesium phosphoricum
	• extreme Nervosität	Nr. 7 Magnesium phosphoricum Nr. 14 Kalium bromatum
	• gereizt	Nr. 9 Natrium phosphoricum Nr. 11 Silicea
	• Stärkung	Nr. 2 Calcium phosphoricum Nr. 5 Kalium phosphoricum Nr. 7 Magnesium phosphoricum Nr. 8 Natrium chloratum Nr. 9 Natrium phosphoricum Nr. 11 Silicea Nr. 21 Zincum chloratum

Anwendungen	Differenzierung	Schüßler-Salze
Neurodermitis allgemein		Nr. 2 Calcium phosphoricum Nr. 4 Kalium chloratum Nr. 6 Kalium sulfuricum Nr. 8 Natrium chloratum **Nr. 9 Natrium phosphoricum** **Nr. 10 Natrium sulfuricum** **Nr. 12 Calcium sulfuricum** Nr. 24 Arsenum jodatum
	• bei Juckreiz, zusätzlich:	Nr. 7 Magnesium phosphoricum
niedergedrückt		Nr. 5 Kalium phosphoricum
Nieren-Stärkung		**Nr. 2 Calcium phosphoricum** Nr. 3 Ferrum phosphoricum Nr. 5 Kalium phosphoricum **Nr. 8 Natrium chloratum** Nr. 10 Natrium sulfuricum Nr. 16 Lithium chloratum
Niesen		Nr. 8 Natrium chloratum
Ohnmachtsanfall (nur im Rahmen der Ersten Hilfe)		Nr. 5 Kalium phosphoricum
(Sich) ohnmächtig fühlen		Nr. 12 Calcium sulfuricum
Ohrenschmerzen	• auch mit Fieber	**Nr. 3 Ferrum phosphoricum** Nr. 5 Kalium phosphoricum Nr. 10 Natrium sulfuricum Nr. 12 Calcium sulfuricum
	• Druckgefühl im Ohr	Nr. 10 Natrium sulfuricum
	• mit käsig riechendem Ohrenschmalz	Nr. 9 Natrium phosphoricum
	• mit stechenden, klopfenden Schmerzen verbunden	**Nr. 3 Ferrum phosphoricum**
Ohrengeräusche	• akut	**Nr. 3 Ferrum phosphoricum**
	• allgemein	**Nr. 1 Calcium fluoratum** **Nr. 3 Ferrum phosphoricum** Nr. 4 Kalium chloratum Nr. 9 Natrium phosphoricum Nr. 10 Natrium sulfuricum Nr. 11 Silicea
	• brummend, kurzes Pfeifen	Nr. 3 Ferrum phosphoricum
	• Pfeifen im Ohr durch Verhärtung und Verengung der Aderwände – gleichbleibender Pfeifton	Nr. 1 Calcium fluoratum Nr. 4 Kalium chloratum Nr. 9 Natrium phosphoricum Nr. 11 Silicea
	• Pfeifen im Ohr durch Abnützung der Haarzellen – hoher Pfeifton	Nr. 3 Ferrum phosphoricum Nr. 8 Natrium chloratum Nr. 9 Natrium phosphoricum Nr. 11 Silicea

Anwendungen	Differenzierung	Schüßler-Salze
	• verbunden mit beginnender Schwerhörigkeit	**Nr. 4 Kalium chloratum** Nr. 10 Natrium sulfuricum
	• wechselnde Töne	Nr. 1 Calcium fluoratum
	• verbunden mit Spannung im Nacken, zusätzlich:	Nr. 2 Calcium phosphoricum
Panikattacken (Begleitung)		Nr. 2 Calcium phosphoricum Nr. 5 Kalium phosphoricum Nr. 6 Kalium sulfuricum Nr. 24 Arsenum jodatum
	• akut	Nr. 14 Kalium bromatum
Pankreas – Bauchspeicheldrüse (Stärkung)		Nr. 4 Kalium chloratum **Nr. 6 Kalium sulfuricum** Nr. 7 Magnesium phosphoricum Nr. 10 Natrium sulfuricum Nr. 23 Natrium bicarbonicum
Passivität		Nr. 3 Ferrum phosphoricum Nr. 5 Kalium phosphoricum Nr. 8 Natrium chloratum
Perfektionismus		Nr. 12 Calcium sulfuricum Nr. 24 Arsenum jodatum
Pickel allgemein		Nr. 3 Ferrum phosphoricum Nr. 4 Kalium chloratum **Nr. 9 Natrium phosphoricum**
Pilzerkrankung allgemein		Nr. 3 Ferrum phosphoricum Nr. 5 Kalium phosphoricum **Nr. 6 Kalium sulfuricum** Nr. 8 Natrium chloratum Nr. 9 Natrium phosphoricum Nr. 10 Natrium sulfuricum Nr. 23 Natrium bicarbonicum
Pubertät (Stärkung)		Nr. 2 Calcium phosphoricum Nr. 4 Kalium chloratum Nr. 7 Magnesium phosphoricum Nr. 9 Natrium phosphoricum
Reisekrankheit		Nr. 11 Silicea
	• Akut jede 5 Minuten eine Tablette:	Nr. 11 Silicea Nr. 3 Ferrum phosphoricum
Räuspern		Nr. 15 Kalium jodatum
Rededrang		Nr. 2 Calcium phosphoricum Nr. 7 Magnesium phosphoricum
Regeneration nach einem Schock		Nr. 2 Calcium phosphoricum Nr. 3 Ferrum phosphoricum **Nr. 5 Kalium phosphoricum** Nr. 8 Natrium chloratum **Nr. 12 Calcium sulfuricum** Nr. 22 Calcium carbonicum

Anwendungen	Differenzierung	Schüßler-Salze
	• nach einer Krankheit	**Nr. 2 Calcium phosphoricum** Nr. 3 Ferrum phosphoricum Nr. 4 Kalium chloratum Nr. 5 Kalium phosphoricum Nr. 6 Kalium sulfuricum Nr. 8 Natrium chloratum Nr. 10 Natrium sulfuricum
Reizbarkeit		**Nr. 9 Natrium phosphoricum** Nr. 11 Silicea
reizempfindlich		Nr. 2 Calcium phosphoricum Nr. 9 Natrium phosphoricum Nr. 11 Silicea
reserviert		Nr. 12 Calcium sulfuricum
resigniert		Nr. 8 Natrium chloratum
Rückenschmerzen (Entlastung)		Nr. 2 Calcium phosphoricum Nr. 3 Ferrum phosphoricum **Nr. 5 Kalium phosphoricum** Nr. 7 Magnesium phosphoricum Nr. 8 Natrium chloratum Nr. 17 Manganum sulfuricum
rücksichtslos		Nr. 10 Natrium sulfuricum Nr. 12 Calcium sulfuricum
Scheide	• erhöhte Reizbarkeit	Nr. 8 Natrium chloratum
	• brennend, juckend	Nr. 3 Ferrum phosphoricum Nr. 6 Kalium sulfuricum Nr. 8 Natrium chloratum Nr. 10 Natrium sulfuricum
Schielen		Nr. 1 Calcium fluoratum
Schilddrüse (Regulierung)		Nr. 4 Kalium chloratum Nr. 7 Magnesium phosphoricum Nr. 14 Kalium bromatum **Nr. 15 Kalium jodatum**
Schlaf	• aufwachen nach Mitternacht	Nr. 2 Calcium phosphoricum Nr. 7 Magnesium phosphoricum Nr. 10 Natrium sulfuricum
	• Einschlafstörungen	Nr. 7 Magnesium phosphoricum
	• Durchschlafstörungen bei Harndrang	Nr. 8 Natrium chloratum Nr. 10 Natrium sulfuricum Nr. 16 Lithium chloratum
	• Schlaflosigkeit, Gedankenkreisen	Nr. 5 Kalium phosphoricum Nr. 7 Magnesium phosphoricum
	• Schlaflosigkeit bei Geräuschempfindlichkeit	Nr. 2 Calcium phosphoricum Nr. 9 Natrium phosphoricum Nr. 11 Silicea

Anwendungen	Differenzierung	Schüßler-Salze
	• Schlaflosigkeit im Alter	Nr. 2 Calcium phosphoricum Nr. 7 Magnesium phosphoricum Nr. 25 Aurum chloratum natronatum
	• Schlaflosigkeit bei innerer Unruhe	Nr. 7 Magnesium phosphoricum Nr. 14 Kalium bromatum Nr. 15 Kalium jodatum
	• Schlaflosigkeit nervös	Nr. 7 Magnesium phosphoricum Nr. 9 Natrium phosphoricum Nr. 11 Silicea
	• Schlaflosigkeit trotz Ermüdung	Nr. 3 Ferrum phosphoricum Nr. 5 Kalium phosphoricum Nr. 8 Natrium chloratum
	• Schlaflosigkeit bei Vollmond	Nr. 7 Magnesium phosphoricum Nr. 25 Aurum chloratum natronatum
	• Angst einzuschlafen	Nr. 12 Calcium sulfuricum
	• stundenlanges Wachliegen	Nr. 5 Kalium phosphoricum
	• grübeln während der Nacht	Nr. 5 Kalium phosphoricum
Schlafwandeln		Nr. 2 Calcium phosphoricum Nr. 7 Magnesium phosphoricum Nr. 25 Aurum chloratum natronatum
Schlappheit		Nr. 3 Ferrum phosphoricum Nr. 5 Kalium phosphoricum Nr. 8 Natrium chloratum
Schluckauf		Nr. 7 Magnesium phosphoricum
Schnarchen		Nr. 1 Calcium fluoratum Nr. 4 Kalium chloratum Nr. 8 Natrium chloratum
(sich) schuldig fühlen		Nr. 12 Calcium sulfuricum
Schutzlos		Nr. 1 Calcium fluoratum
Schwäche		Nr. 2 Calcium phosphoricum Nr. 3 Ferrum phosphoricum Nr. 5 Kalium phosphoricum Nr. 8 Natrium chloratum
Schwindel		Nr. 1 Calcium fluoratum Nr. 3 Ferrum phosphoricum Nr. 5 Kalium phosphoricum Nr. 8 Natrium chloratum
Selbstmitleid		Nr. 4 Kalium chloratum Nr. 7 Magnesium phosphoricum Nr. 8 Natrium chloratum

Anwendungen	Differenzierung	Schüßler-Salze
Selbstsucht		Nr. 1 Calcium fluoratum Nr. 2 Calcium phosphoricum Nr. 4 Kalium chloratum Nr. 6 Kalium sulfuricum Nr. 8 Natrium chloratum Nr. 10 Natrium sulfuricum
Starsinn		**Nr. 1 Calcium fluoratum** Nr. 7 Magnesium phosphoricum Nr. 9 Natrium phosphoricum Nr. 11 Silicea
Streitsucht		Nr. 6 Kalium sulfuricum Nr. 7 Magnesium phosphoricum Nr. 10 Natrium sulfuricum
Schmerzen	• bei chronischen Schmerzen, zusätzlich:	**Nr. 3 Ferrum phosphoricum** Nr. 5 Kalium phosphoricum Nr. 7 Magnesium phosphoricum Nr. 21 Zincum chloratum
Schock		Nr. 2 Calcium phosphoricum Nr. 3 Ferrum phosphoricum **Nr. 5 Kalium phosphoricum** Nr. 7 Magnesium phosphoricum **Nr. 12 Calcium sulfuricum**
Schreckhaftigkeit		Nr. 2 Calcium phosphoricum Nr. 7 Magnesium phosphoricum Nr. 9 Natrium phosphoricum **Nr. 11 Silicea**
Schüchternheit		Nr. 2 Calcium phosphoricum
Schwäche		Nr. 2 Calcium phosphoricum Nr. 3 Ferrum phosphoricum **Nr. 5 Kalium phosphoricum** Nr. 8 Natrium chloratum
Schweißausbrüche		Nr. 2 Calcium phosphoricum Nr. 8 Natrium chloratum
Schweregefühl		Nr. 10 Natrium sulfuricum
Seekrankheit		Nr. 5 Kalium phosphoricum Nr. 9 Natrium phosphoricum
Sinnlosigkeit		Nr. 8 Natrium chloratum Nr. 25 Aurum chloratum natronatum
Sodbrennen		Nr. 8 Natrium chloratum Nr. 9 Natrium phosphoricum Nr. 23 Natrium bicarbonicum
sorgenvoll		Nr. 5 Kalium phosphoricum

Anwendungen	Differenzierung	Schüßler-Salze
Sucht (allgemein zur Begleitung)		Nr. 2 Calcium phosphoricum Nr. 5 Kalium phosphoricum **Nr. 7 Magnesium phosphoricum** Nr. 8 Natrium chloratum Nr. 9 Natrium phosphoricum Nr. 10 Natrium sulfuricum
	• nach Alkohol	Nr. 8 Natrium chloratum Nr. 10 Natrium sulfuricum
	• nach einer Person	Nr. 2 Calcium phosphoricum Nr. 7 Magnesium phosphoricum Nr. 9 Natrium phosphoricum Nr. 11 Silicea Nr. 12 Calcium sulfuricum
	• Schokolade	Nr. 7 Magnesium phosphoricum
	• nach Nikotin	Nr. 7 Magnesium phosphoricum
	• nach Kaffee	Nr. 7 Magnesium phosphoricum
	• Esssucht	Nr. 5 Kalium phosphoricum Nr. 7 Magnesium phosphoricum Nr. 9 Natrium phosphoricum
	• Harmoniesucht	Nr. 2 Calcium phosphoricum Nr. 9 Natrium phosphoricum Nr. 11 Silicea
	• nach Anerkennung	Nr. 2 Calcium phosphoricum
Steifheit		Nr. 1 Calcium fluoratum
Steinbildung		**Nr. 2 Calcium phosphoricum** Nr. 7 Magnesium phosphoricum **Nr. 9 Natrium phosphoricum** Nr. 11 Silicea Nr. 23 Natrium bicarbonicum
Stoffwechsel zur Aktivierung		Nr. 3 Ferrum phosphoricum Nr. 23 Natrium bicarbonicum
Stottern allgemein – zur Unterstützung		**Nr. 7 Magnesium phosphoricum** Nr. 12 Calcium sulfuricum
Stress		Nr. 2 Calcium phosphoricum Nr. 5 Kalium phosphoricum **Nr. 7 Magnesium phosphoricum** Nr. 8 Natrium chloratum Nr. 9 Natrium phosphoricum Nr. 21 Zincum chloratum
Tagträumerei		Nr. 5 Kalium phosphoricum
Taubheit		Nr. 5 Kalium phosphoricum
theatralisch		Nr. 4 Kalium chloratum
Teilnahmslosigkeit		Nr. 12 Calcium sulfuricum

Anwendungen	Differenzierung	Schüßler-Salze
Ticks – Zuckungen		Nr. 7 Magnesium phosphoricum Nr. 9 Natrium phosphoricum **Nr. 11 Silicea** Nr. 21 Zincum chloratum
Tränensack		Nr. 10 Natrium sulfuricum
Trauer		Nr. 2 Calcium phosphoricum Nr. 3 Ferrum phosphoricum Nr. 4 Kalium chloratum **Nr. 5 Kalium phosphoricum** Nr. 7 Magnesium phosphoricum Nr. 8 Natrium chloratum Nr. 12 Calcium sulfuricum
traurig	• enttäuscht	Nr. 8 Natrium chloratum
	• weinerlich	Nr. 4 Kalium chloratum
Trauma (Begleitung)		Nr. 5 Kalium phosphoricum Nr. 12 Calcium sulfuricum
Träume		Nr. 2 Calcium phosphoricum Nr. 10 Natrium sulfuricum Nr. 12 Calcium sulfuricum
Trennungsschmerz		Nr. 2 Calcium phosphoricum Nr. 5 Kalium phosphoricum Nr. 7 Magnesium phosphoricum
	• mit Schock verbunden, zusätzlich:	Nr. 12 Calcium sulfuricum
Übelkeit		Nr. 3 Ferrum phosphoricum Nr. 5 Kalium phosphoricum Nr. 8 Natrium chloratum
	• vor Aufregung	Nr. 6 Kalium sulfuricum Nr. 7 Magnesium phosphoricum Nr. 10 Natrium sulfuricum
überdreht		Nr. 5 Kalium phosphoricum
Überempfindlichkeit		Nr. 1 Calcium fluoratum Nr. 2 Calcium phosphoricum Nr. 9 Natrium phosphoricum Nr. 11 Silicea
Überforderung		Nr. 5 Kalium phosphoricum
überlastet		Nr. 5 Kalium phosphoricum
übertrieben		Nr. 9 Natrium phosphoricum
Überschwänglichkeit		Nr. 4 Kalium chloratum
Unentschlossenheit		Nr. 2 Calcium phosphoricum
unflexibel		Nr. 1 Calcium fluoratum
ungeduldig		Nr. 7 Magnesium phosphoricum Nr. 10 Natrium sulfuricum
Unlust		Nr. 6 Kalium sulfuricum

Anwendungen	Differenzierung	Schüßler-Salze
Unruhe		Nr. 7 Magnesium phosphoricum Nr. 14 Kalium bromatum
Unterlegenheit		Nr. 7 Magnesium phosphoricum
Unsicherheit		Nr. 2 Calcium phosphoricum Nr. 5 Kalium phosphoricum Nr. 8 Natrium chloratum Nr. 22 Calcium carbonicum
Untätigkeit		Nr. 5 Kalium phosphoricum
Unzufriedenheit		Nr. 6 Kalium sulfuricum Nr. 10 Natrium sulfuricum
Verärgerung		Nr. 6 Kalium sulfuricum
Verbitterung		Nr. 6 Kalium sulfuricum **Nr. 10 Natrium sulfuricum** Nr. 23 Natrium bicarbonicum
Vergebung		Nr. 10 Natrium sulfuricum
vegetatives Nervensystem		Nr. 2 Calcium phosphoricum Nr. 5 Kalium phosphoricum Nr. 7 Magnesium phosphoricum
Vereinsamung		Nr. 2 Calcium phosphoricum Nr. 5 Kalium phosphoricum Nr. 12 Calcium sulfuricum
Vergesslichkeit		Nr. 2 Calcium phosphoricum Nr. 3 Ferrum phosphoricum **Nr. 5 Kalium phosphoricum** Nr. 8 Natrium chloratum **Nr. 20 Kalium-Aluminium sulfuricum**
Verhaltensstörung		Nr. 1 Calcium fluoratum Nr. 2 Calcium phosphoricum Nr. 4 Kalium chloratum Nr. 7 Magnesium phosphoricum **Nr. 12 Calcium sulfuricum**
Verkapselung		Nr. 12 Calcium sulfuricum
Verkrampfung		Nr. 7 Magnesium phosphoricum
Verschlossenheit		Nr. 2 Calcium phosphoricum Nr. 5 Kalium phosphoricum **Nr. 12 Calcium sulfuricum**
Vertrauen		Nr. 2 Calcium phosphoricum
verträumt		Nr. 4 Kalium chloratum
Verzagtheit		Nr. 2 Calcium phosphoricum Nr. 5 Kalium phosphoricum
Verzweiflung		Nr. 2 Calcium phosphoricum Nr. 4 Kalium chloratum **Nr. 5 Kalium phosphoricum**

155

Anwendungen	Differenzierung	Schüßler-Salze
Wachsamkeit (Stärkung)		Nr. 6 Kalium sulfuricum
Wechseljahre (Stärkung)		Nr. 2 Calcium phosphoricum Nr. 3 Ferrum phosphoricum Nr. 4 Kalium chloratum Nr. 5 Kalium phosphoricum Nr. 7 Magnesium phosphoricum Nr. 8 Natrium chloratum Nr. 9 Natrium phosphoricum Nr. 10 Natrium sulfuricum Nr. 21 Zincum chloratum Nr. 25 Aurum chloratum natronatum
Weinerlichkeit		Nr. 4 Kalium chloratum Nr. 7 Magnesium phosphoricum
Wetterfühligkeit (als Empfindung)		Nr. 2 Calcium phosphoricum Nr. 5 Kalium phosphoricum Nr. 8 Natrium chloratum
Wetterempfindlichkeit		Nr. 2 Calcium phosphoricum Nr. 8 Natrium chloratum
Wundheit		Nr. 3 Ferrum phosphoricum
Wurmanfälle		Nr. 2 Calcium phosphoricum Nr. 6 Kalium sulfuricum Nr. 7 Magnesium phosphoricum Nr. 10 Natrium sulfuricum
Zähneknirschen im Schlaf		**Nr. 2 Calcium phosphoricum** Nr. 5 Kalium phosphoricum Nr. 7 Magnesium phosphoricum
Zahnfleisch	• entzündet	**Nr. 3 Ferrum phosphoricum** Nr. 5 Kalium phosphoricum Nr. 8 Natrium chloratum Nr. 12 Calcium sulfuricum
	• schwammig, leicht blutend	Nr. 3 Ferrum phosphoricum Nr. 5 Kalium phosphoricum Nr. 8 Natrium chloratum
Zahnschmerzen		Nr. 3 Ferrum phosphoricum **Nr. 7 Magnesium phosphoricum** Nr. 8 Natrium chloratum
Zerrissenheit		Nr. 11 Silicea
Zerstreutheit		Nr. 5 Kalium phosphoricum
Zittern		Nr. 2 Calcium phosphoricum Nr. 5 Kalium phosphoricum
Zorn		Nr. 10 Natrium sulfuricum
Zufriedenheit		Nr. 2 Calcium phosphoricum

Adressen, die weiterhelfen

European Institute for Biochemistry of Dr. Schüßler (EBS)

Deutschland: Institut für Biochemie nach Dr. Schüßler (D)

Leitung; Margit Müller-Frahling
Untere Kampstr. 23, D–59846 Sundern
Tel.: 0049/2933/79710, Fax.: 0049/2933/79711
www.institut-fuer-biochemie.de
info@institut-fuer-biochemie.de

Niederlande: Instituut voor Celzouttherapie

Leitung; Lysbeth Mulder
Stille Wille 123, NL–5091wd Middelbeers
www.celzouten.nl
info@celzouten.nl

Schweiz: Institut für Biochemie nach Dr. Schüßler (CH)

Leitung; Jo Marty
Sonnenbergstrasse 11, Ch–8610 Ulster
Tel.: 0041(0)449059988, Fax: 0041(0)449059989
www.bmo.ch
jm@bmo.ch

Norddeutsches Institut der Akademie für Existenzanalyse

Leitung; Dr. Christoph Kolbe (Psychologischer Psychotherapeut, Vorsitzender der Gesellschaft für Logotherapie und Existenzanalyse in Deutschland)
Borcherstr. 21, 30559 Hannover,
akademie.hannover@existenzanalyse.com

Margit Müller-Frahling

Referentin, Ausbilderin, Fachbuchautorin und Fachjournalistin im Themenbereich „Biochemie nach Dr. Schüßler". Magister-Studium in Münster, anschließend berufliche Tätigkeit im Industrie- und Investmentbereich, Lehrkraft an einer Technischen Fachhochschule. Seitdem sie krampfartige Zustände, die ihre Lebensqualität maßgeblich einschränkten, mit Hilfe der Schüßler-Salze überwinden konnte, setzt sie sich mit der „Biochemie nach Dr. Schüßler" auseinander. Sie absolvierte seit 1998 umfangreiche Ausbildungen in der Biochemie nach Dr. Schüßler (in Deutschland, Österreich und der Schweiz) und zu Fragen der Gesundheits- und Ernährungsberatung, 2001–2003 Ausbildung an einer Heilpraktikerschule für Psych., 2008–2011 Abschluss der dreijährigen Ausbildung als Beraterin der Gesellschaft für Existenzanalyse und Logotherapie, zurzeit in Supervision. Seit 2003 gibt sie Ausbildungen insbesondere für pharmazeutisches Personal in Österreich und Deutschland und ist als Referentin zu Fragen der „Biochemie nach Dr. Schüßler" tätig. Sie hält Vorträge und Seminare im In- und Ausland.

Von der Autorin ist bereits erschienen:

*   Müller-Frahling, M.: Im-Puls des Lebens. Mineralstoffe nach Schüßler, Lingen Verlag, Köln, 16. Auflage 2011
*   Müller-Frahling, M, Kasperzik, B.: Biochemie nach Dr. Schüßler, Grundlagen, Praxis, Antlitzanalyse, Deutscher Apotheker Verlag, 3. Auflage, Stuttgart 2011
*   Müller-Frahling, M, Kasperzik, B.: Ergänzungsmittel der Biochemie nach Dr. Schüßler, Deutscher Apotheker Verlag, Stuttgart 2008
*   Müller-Frahling, M.: mindCards: Schüßler-Salze, Basismittel, Deutscher Apotheker Verlag, 2. Auflage, Stuttgart 2011
*   Müller-Frahling, M.: mindCards: Schüßler-Salze. Ergänzungsmittel, Deutscher Apotheker Verlag, Stuttgart 2010
*   Müller-Frahling, M.: Fachhörbuch: Schüßler-Salze aus der Apotheke, Deutscher Apotheker Verlag, Stuttgart 2009
*   Müller-Frahling, M.: Schüßler-Salze, Aktiv-Paket für Apotheken, Deutscher Apotheker Verlag, Sturtgart 2011

Beatrix Schulte

Philosophin (M.A.), Lektorin, Autorin, NLP-Trainerin (dvnlp), Heilpraktikerin für Psychotherapie (hpg), Mediatorin (fbk) und Releasing-Coach. 2006 Teilnahme an der „School" mit Byron Katie in Bad Neuenahr. Im Rahmen ihrer Ausbildung zur Pilgerbegleiterin pilgerte sie 2010 und 2011 auf der Via de la Plata zum Grab des Apostels Jakobus in Santiago de Compostela.

Von der Autorin ist bereits erschienen:

- Schulte, B.: „Pilgern. Ein Wegbegleiter", Lingen Verlag, Köln 2010
- Schulte, B.: „Ich lasse los, also bin ich", Sheema Medien Verlag, Wasserburg/Inn 2011

beatrix_schulte@web.de

© 2012 Helmut Lingen Verlag GmbH & Co. KG,
Brügelmannstraße 3, 50679 Köln

Titelfoto: mauritius images
Printed in Germany
Alle Rechte vorbehalten

123400/1